TRAVAIL DU LABORATOIRE DE MÉDECINE EXPÉRIMENTALE DE LA FACULTÉ

LES

ANGINES DE LA SCARLATINE

RECHERCHES CLINIQUES ET BACTÉRIOLOGIQUES

PAR

Le Dr Henri BOURGES

Ancien interne des hôpitaux de Paris
Lauréat des hôpitaux et de la Faculté de médecine de Paris

PARIS

G. STEINHEIL, ÉDITEUR

2, RUE CASIMIR-DELAVIGNE, 2

1891

LES

ANGINES DE LA SCARLATINE

Td⁶³
95

IMPRIMERIE LEMALE ET Cⁱᵉ, HAVRE

TRAVAIL DU LABORATOIRE DE MÉDECINE EXPÉRIMENTALE DE LA FACULTÉ

LES
ANGINES DE LA SCARLATINE

RECHERCHES CLINIQUES ET BACTÉRIOLOGIQUES

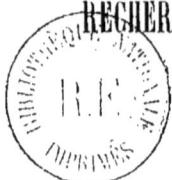

PAR

Le Dr Henri BOURGES

Ancien interne des hôpitaux de Paris
Lauréat des hôpitaux et de la Faculté de médecine de Paris

PARIS

G. STEINHEIL, ÉDITEUR

2, RUE CASIMIR-DELAVIGNE, 2

1891

Sommaire.

LES

ANGINES DE LA SCARLATINE

Introduction.

Depuis que dans les hôpitaux d'ennfats on a créé des services d'isolement pour les maladies contagieuses, il n'est pas de semaine que les
médecins les plus expérimentés ne soient embarrassés par un diagnostic
d'angine pseudo-membraneuse. Il s'agit, en effet, en cas d'erreur, ou bien
de créer un foyer d'infection parmi des malades encore indemnes de
maladie contagieuse, ou bien d'exposer un enfant à contracter une
maladie qu'il n'a pas. En l'absence d'un service spécial, où l'on puisse
placer les enfants atteints de maladie contagieuse, dont le diagnostic
reste douteux, on est obligé de sacrifier l'unité à la masse.

Pendant notre internat à l'hôpital Trousseau en 1889, nous avons été
surtout frappé des difficultés de diagnostic que présente l'angine scarlatineuse, et des erreurs qui en sont la conséquence. Afin de chercher à
éclairer un peu cette question si délicate, nous avons alors entrepris
parallèlement aux recherches cliniques que nous faisions à l'hôpital, des
recherches bactériologiques, dont nous avons déjà publié quelques
résultats en collaboration avec notre ami M. R. Wurtz (1). Les enseignements de notre maître M. Legroux à l'hôpital Trousseau et les conseils

(1) WURTZ et BOURGES. Recherches bactériologiques sur l'angine pseudo-diphtérique de la scarlatine. *Arch. de méd. expér.*, 1er mai 1890, n° 3.

bienveillants que nous avons reçus au Laboratoire de M. le professeur Straus, nous ont permis de joindre à un grand nombre d'observations cliniques, 30 observations accompagnées chacune d'un examen bactériologique complet. Ces recherches nous ont permis d'arriver à des conclusions dont on pourra, croyons-nous, tirer quelques principes de prophylaxie.

Il est de notre devoir de remercier ici nos maîtres dans les hôpitaux : M. Dudon (de Bordeaux), MM. Desnos et Duguet, qui ont bien voulu nous accepter parmi leurs élèves au début de nos études de médecine et n'ont cessé depuis de nous donner des marques de leur bienveillance.

Nous avons eu l'honneur d'être successivement externe des hôpitaux dans le service de M. le professeur Duplay, interne provisoire dans le service de M. Moizard à l'infirmerie de Bicêtre, interne titulaire de M. Barth (hôpital Tenon), de M. Pozzi (hôpital Lourcine-Pascal), de M. le professeur Fournier (hôpital Saint-Louis), de M. Legroux (hôpital Trousseau), enfin de M. le professeur Proust (Hôtel-Dieu), qui a bien voulu accepter la présidence de cette thèse. Que tous nos maîtres agréent l'expression de notre vive reconnaissance, ainsi que MM. Lacombe, Félizet, Faisans, Picqué et Variot, dont nous avons aussi été l'élève. Nous voudrions également témoigner toute notre respectueuse affection à notre cher maître M. A. Gombault, qui depuis le début de notre internat nous a dirigé dans nos études anatomo-pathologiques, et ne nous a jamais ménagé ni ses savants conseils, ni ses bienveillants encouragements. Enfin nous ne saurions terminer sans rendre hommage à la mémoire de notre regretté maître Gallard.

RECHERCHES CLINIQUES

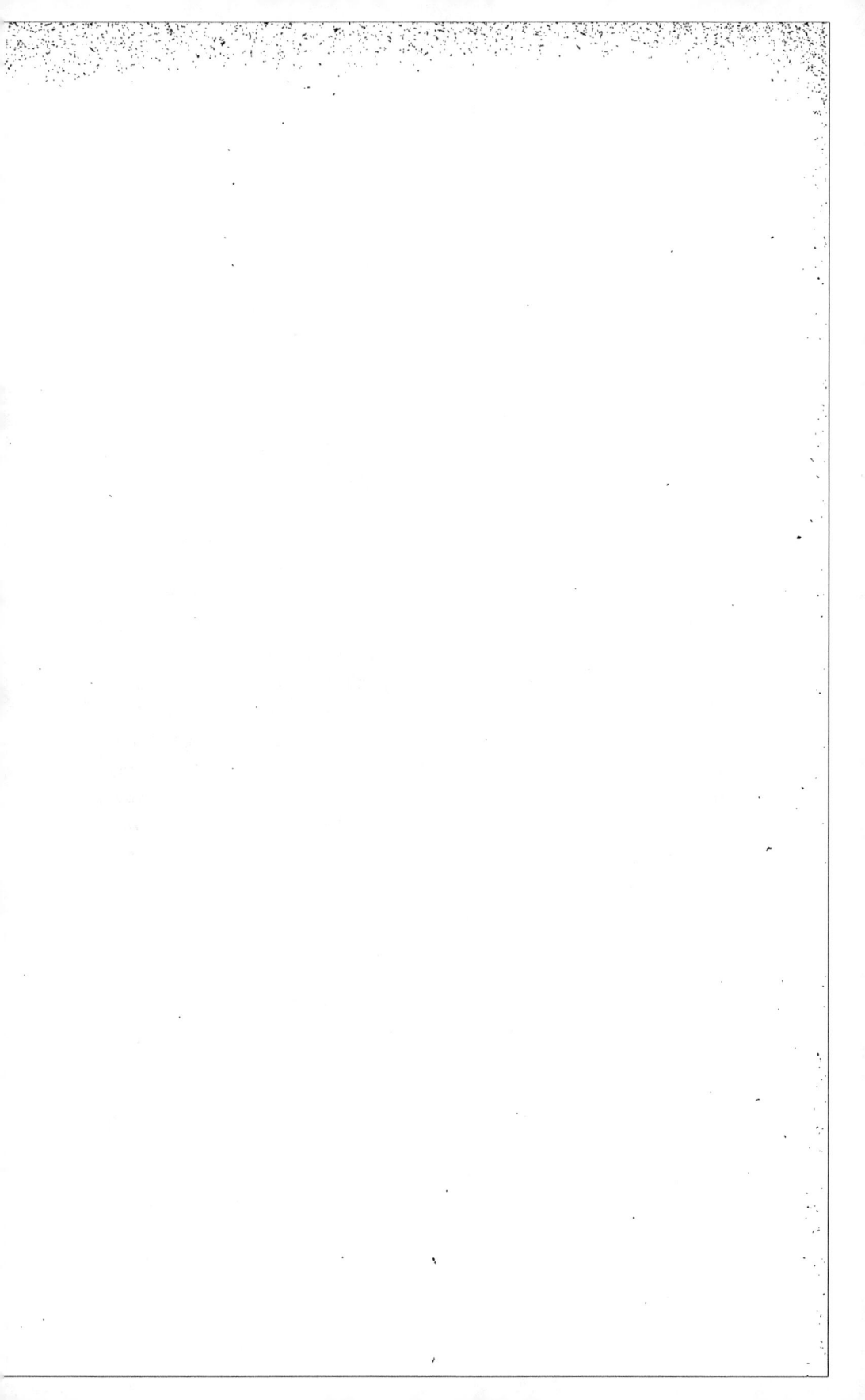

Historique.

C'est à **Ingrassias** qu'on attribue généralement la première description bien nette de la scarlatine, à laquelle il donna le nom de Rossania
(du mot italien rosso, qui veut dire rouge). Si depuis cette époque de
nombreuses recherches ont eu trait à la scarlatine, il semble que ce
soient les symptômes pharyngés, qui aient surtout attiré l'attention des
auteurs ; car le plus souvent ils décrivent cette maladie sous le nom
d'angine gangreneuse. Mais dans la description des épidémies qui se
montrèrent jusqu'au XVIIᵉ siècle, il est souvent difficile de faire la part
des faits appartenant à la diphtérie et continuellement confondus avec
ceux, dans lesquels l'angine s'accompagnait d'une éruption cutanée.

Vers le milieu du XVIIᵉ siècle, quelques années après que **Sydenham**
eut fixé les traits de la scarlatine normale, à laquelle il donna le nom
qui lui est resté, **Morton**, le premier en Angleterre, décrivit une grave
épidémie de scarlatine angineuse, qui sévit sur la ville de Londres. A
partir de cette époque, la scarlatine a sa place nettement définie dans
le cadre nosologique ; les descriptions d'épidémies scarlatineuses se
succèdent plus précises.

L'histoire clinique de l'angine, de la scarlatine, nous semble avoir
passé par trois phases successives.

Dans une première période qui s'étend jusqu'au commencement du
XIXᵉ siècle, jusqu'à l'époque où les travaux de **Bretonneau** permirent
de séparer la diphtérie des autres inflammations du pharynx, les rela-
tions des épidémies observées ont surtout trait aux formes les plus
malignes de l'angine scarlatineuse. On trouve dans le travail de **Noirot** (1), l'énumération de ces épidémies qui frappèrent différents points
de l'Europe à la fin du XVIIIᵉ siècle et au commencement du XIXᵉ.
Elles furent rapportées : en Angleterre, par **Withering, Johnstone,
Clark, Pims, Franck, Torrencé**, etc..., en Ecosse, par **Coventry** ;
en Hollande, par **Thomann, Bicker, Keetell** ; en Danemark, par

---

(1) NOIROT. *Histoire de la scarlatine.* Paris, 1847.

Meza et **Bang** ; en Suède, par **Hagstrœm** ; en France, par **Navier**, **Pistollet**, etc... **Huxham** (1), sous le nom de mal de gorge ulcéreux (ulcerous sore-throat) et **Fothergill** (2), sous le nom de mal de gorge putride (putrid sore-throat) laissèrent d'excellentes descriptions de la scarlatine angineuse, mais ils méconnaissent l'éruption ou la mentionnent simplement comme phénomène curieux.

Bretonneau (3) inaugure la deuxième période ; c'est lui qui, après avoir déterminé les caractères de la diphtérie, établit une distinction absolue entre ses manifestations pharyngées et les produits pseudo-membraneux qui accompagnent la scarlatine. Pour lui, l'angine scarlatineuse se distingue de l'angine diphtérique par son début brusque, avec forte élévation thermique ; par ses troubles digestifs, ses vomissements « énormes », sa diarrhée continuelle ; par sa faculté d'envahir presque simultanément tous les points qu'elle doit occuper, sans tendance à se porter dans les canaux aérifères ; enfin par sa mortalité beaucoup moindre.

A partir de ce moment, les discussions ne porteront guère plus que sur cette angine pseudo-membraneuse : **Trousseau** (4) va jusqu'à déclarer qu'il y a autant de différence entre l'angine scarlatineuse et la diphtérie qu'entre un érythème et une pustule maligne. Aux caractères différentiels déjà donnés par son maître, il en ajoute de nouveaux dans sa relation de l'épidémie de scarlatine de Mennecy (Seine-et-Oise). Il fait remarquer dans l'angine scarlatineuse : la rougeur de la gorge ; la blancheur des fausses membranes qui ne s'enlèvent pas par lambeaux, mais s'arrachent par petits fragments; le siège de l'exsudat qui se développe sur les amygdales, le voile du palais, la langue, la face interne des joues, laissant après lui des ulcérations ; la suppuration assez fréquente des adénopathies sous-maxillaires. Plus tard (5), déjà ébranlé par les cas de croup rapportés par **Graves** (6), il fut convaincu par les faits qu'il observa à l'Hôpital des Enfants et modifia son opinion, en admettant que l'angine pseudo-membraneuse survenant au 8e ou 9e jour d'une scarlatine est bien réellement de nature diphtérique.

(1) HUXHAM. *On fevers*. London, 1772, p. 266.
(2) FOTHERGILL'S WORKS. London, 1783, vol. I, p. 341.
(3) BRETONNEAU. *Arch. gén. de méd.*, t. XIII, p. 29.
(4) TROUSSEAU. *Arch. gén. de méd.*, t. XXI, 1829, p. 558.
(5) TROUSSEAU. *Clinique méd. de l'Hôtel-Dieu* de Paris, 2e édit., t. 1, p. 104 et 105, 1865.
(6) GRAVES. *Cliniq. méd.*, t. I, 3e édition 1871. Leçon faite en 1834-1835.

J. Guérétin (1) dans son mémoire sur une épidémie d'angine scarlatineuse, observée dans le canton du Lion-d'Angers (Maine-et-Loire), pendant l'année 1841, cite des cas d'angines malignes, qu'il semble vouloir nettement distinguer de la diphtérie vraie.

Se refusant à considérer comme une angine la simple rougeur éruptive de la gorge, **Rilliet** et **Barthez** (2) décrivent l'angine comme une véritable complication de la scarlatine qui fait défaut dans 1 cas sur 6. Ces auteurs croient que l'angine pseudo-membraneuse de la scarlatine est de nature différente de la diphtérie primitive, à quelque période de la maladie qu'elle se développe.

M. Laboulbène (3), **M. G. Sée** (4), adoptent la division de Trousseau en angines initiales et tardives. Les premières ne seraient jamais d'origine diphtérique. Pour **G. Sée**, la diphtérie est également étrangère à la seconde forme qui n'est qu'une expression de la scarlatine elle-même.

M. Desnos (5) admet la même division, mais il ne se prononce pas sur la nature de l'angine tardive. D'après lui la forme angineuse de **Fothergill** et **Huxham** ne doit pas être rattachée à la diphtérie.

La forme pseudo-membraneuse de l'angine scarlatineuse, qu'elle soit bénigne ou septique n'appartient pas le plus souvent à la diphtérie pour **Lasègue** (6).

Pour **Meigs** et **Pepper** (7), la diphtérie ne complique que rarement la scarlatine ; c'est alors, surtout pendant la convalescence, qu'elle survient.

On voit que jusqu'ici tous les auteurs se sont accordés à considérer les angines exsudatives de la scarlatine, comme presque toujours indépendantes de la diphtérie. Nous abordons maintenant la troisième période dans laquelle les opinions des auteurs sont très divisées sur la nature de ces angines.

---

(1) GUÉRÉTIN. *Arch. gén. de médecine*, 1842, t. XIV, p. 280-303.

(2) RILLIET et BARTHEZ. *Traité clinique et pratique des maladies des enfants*, 2ᵉ édit., t. III, Paris, 1854, p. 162.

(3) LABOULBÈNE. *Recherches cliniq. et anat. sur les affections pseudo-membraneuses*, 1861.

(4) G. SÉE. *Leçons cliniques sur la scarlatine faites à l'hôpital des Enfants-Malades*, 1861. (Non publié.)

(5) DESNOS. *Nouv. dict. de méd. et de chir. pratiques*, t. II, 1865. Art. Angine.

(6) LASÈGUE. *Traité des angines*. Paris, 1868.

(7) MEIGS et PEPPER. *Traité pratique des maladies des enfants*, 1870, p. 513.

Les produits pseudo-membraneux dans la scarlatine sont toujours de nature diphtérique ; telle est l'opinion de M. **Peter** (1).

Niemeyer (2), décrit la diphtérie vraie avec coryza pseudo-membraneux comme complication du début de la scarlatine.

« Nous croyons inutile, dit **Grisolle** (3), d'établir ici le diagnostic « différentiel de l'angine couenneuse d'avec l'angine dite de Fothergill « ou mal de gorge de Huxham ; car ces deux affections me semblent identiques. »

Archambaut (4), admet que ce n'est qu'à titre exceptionnel que l'angine couenneuse de la scarlatine n'est pas diphtérique.

Après avoir dit que l'angine diphtérique se montre assez fréquemment dans le cours de la scarlatine, M. **Cadet de Gassicourt** (5), ajoute :

« Les fausses membranes qu'on observe dans la scarlatine sont les « mêmes que celles de la diphtérie ; la marche est la même, la séméio-« logie et le pronostic sont identiques. »

M. **Jessner** (6), se déclare aussi partisan de l'identité de l'angine pseudo-membraneuse de la scarlatine et de la diphtérie.

Par contre, l'opinion diamétralement opposée ne manque pas de défenseurs.

M. **Halbey** (7) de Wetzlar, M. **Heubner** (8), distinguent absolument l'angine pseudo-membraneuse de la scarlatine de la diphtérie primitive.

Gallard (9), admet que dans certains cas l'angine scarlatineuse prend un aspect vraiment pseudo-diphtérique ; les fausses membranes sont adhérentes, se reproduisent, s'étendent avec rapidité. Il distingue cette angine de l'angine diphtérique en ce qu'elle reste locale, n'influe guère sur le pouls, la température, l'état des forces, ni la marche de la convalescence.

Béhier et **Hardy** (10), pensent ainsi que M. **Jaccoud** (11), que la diphtérie ne complique la scarlatine que vers le 8e ou 9e jour (angine tardive).

(1) PETER. *Dict. encyclopédique des sc. médicales*, art. Angine.
(2) NIEMEYER. *Traité de pathologie interne*, 1883, p. 644.
(3) GRISOLLE. *Traité de pathologie interne*, 9e édit., 1874, t. I, p. 288.
(4) ARCHAMBAUT. *Leçons sur les maladies des enfants*, par West. Traduction française par Archambaut. Note, p. 518, 1875.
(5) CADET DE GASSICOURT. *France médicale*, 1881, p. 302 et 385.
(6) JESSNER. *Berliner klin. Wochenschrift*, 23 mai 1887.
(7) HALBEY (de Wetzlar). *Berlin. klin. Wochenschrift*, no 16, p. 211, 1887.
(8) HEUBNER. *Jahrb. für Kinderheilkunde*. Bd XIV. Heft I, p. 1, 46.
(9) GALLARD. *Gaz. des hôp.* Paris, 1881, p. 737.
(10) BÉHIER et HARDY. *Traité de pathologie interne*, 1880, t. IV, p. 319.
(11) JACCOUD. *Traité de pathologie interne*, 1883, t. III, 7e édit.

M. **Vergely** (1) sépare complètement l'angine pseudo-membraneuse précoce scarlatineuse de l'angine diphtérique, tout en ajoutan t : « Il « faut bien reconnaître que lorsqu'à l'origine, le point de départ de « l'angine n'est pas nettement établi, il n'est personne qui reconnaî- « trait aux simples symptômes de l'angine, aux symptômes généraux, « la couenne scarlatineuse de la couenne diphtérique, quelle que soit « leur différence de nature ».

M. **Filatow** (2) décrit une angine pseudo-membraneuse, non diph- térique, survenant en général du 3e au 5e jour de la scarlatine. Lorsque les fausses membranes surviennent 8 ou 10 jours après l'éruption, on peut être sûr que la scarlatine se complique de diphtérie vraie.

Pour M. **Négrié** (3), dans la scarlatine, l'exsudat grisâtre, épais, qu'il est absolument impossible de distinguer de l'exsudat diphtérique, ne serait pas en général produit par la diphtérie.

M. **Henoch** (4) dans une communication à la Société de médecine interne de Berlin, confirme ses assertions antérieures, en s'élevant énergiquement contre la confusion faite souvent entre l'angine diph- térique et l'angine pseudo-membraneuse de la scarlatine ; bien qu'il ne nie pas que la diphtérie vraie ne puisse compliquer la scarlatine. De même que **Filatow**, il émet le vœu que la bactériologie vienne con- firmer son opinion, les ressources cliniques étant impuissantes à éta- blir un diagnostic différentiel.

Il est encore nombre d'auteurs qui hésitent à prendre parti. Dans la séance de juillet 1886 de la Société des sciences médicales de Lyon (5), la question de l'identité de la diphtérie scarlatineuse et de la diphtérie vraie a été posée. Aucun des membres ne s'est prononcé.

Dans une leçon clinique, M. **Potain** (6) dit : « La simple pharyngite, « avec ses caractères particuliers, présente donc assez souvent un dia- « gnostic difficile, délicat ; mais il l'est bien plus encore lorsque l'angine « rappelle la véritable angine diphtérique et l'on peut alors se deman- « der : l'angine scarlatineuse grave est-elle diphtérique ? Pour ma part « je laisse de côté cette question. »

(1) VERGELY. *Mém. et bullet. de la Soc. méd. et chir. de Bordeaux*, 1884, p. 265-284.

(2) FILATOW. *Arch. f. Kinderheilkunde* Stuttgard, 1887, p. 43-53.

(3) NÉGRIÉ. *Gaz. hebd. des Soc. méd. de Bordeaux*, 1888, p. 617-621.

(4) HENOCH. *Deutsche méd. Wochenschrift*, 1889, no 44.

(5) *Lyon médical*, t. LIII, 17 oct. 1886, p. 210.

(6) POTAIN. *Sem. méd.*, 19 janv. 1887, p. 17.

M. **Eichhorst** (1) ne fait également que poser la question sans la résoudre.

Au milieu d'opinions aussi contraires ou aussi hésitantes, les idées de **Trousseau** et de **Graves** ont été remises en honneur par M. **Odent** (2) dans une thèse écrite sous l'inspiration de notre maitre M. **Legroux**. Il admet deux formes d'angine pseudo-membraneuse dans la scarlatine. La première, précoce, non diphtérique, se montrant dès les trois premiers jours qui suivent l'éruption ; la seconde, tardive, vraiment diphtérique, et survenant quand l'éruption est effacée, en même temps que la desquamation, ou longtemps après, pendant la convalescence.

M. **Sevestre** (3) adopte à peu près la formule de M. **Odent**, en y faisant cette modification, que la diphtérie peut exceptionnellement compliquer la scarlatine dès le début.

Nous allons, dans le chapitre qui va suivre, essayer de reprendre la description classique des angines de la scarlatine et de la modifier en quelques points, nous appuyant sur les faits, que nous avons observés à l'hôpital Trousseau.

(1) EICHHORST. *Traité de path. int.* Trad. franç., 1889, t. IV, p. 227.
(2) ODENT. *Des angines pseudo-membraneuses au cours de la scarlatine.* Th. Paris, 1887.
(3) SEVESTRE. *Soc. méd. des hôp.*, séance du 9 mai 1890, et *Méd. mod.*, 15 mai 1890, p. 407.

Description clinique.

L'angine annonce l'exanthème de la scarlatine, au même titre que le larmoiement et le coryza sont les précurseurs de l'éruption de la rougeole. Faut-il la considérer comme un symptôme de la maladie, ou comme une de ses complications? **Rilliet et Barthez** rangent l'inflammation pharyngée parmi les complications de la scarlatine ; ils l'ont vu manquer dans 1 cas sur 6. Cette proportion ne se retrouverait certainement pas dans toutes les statistiques, à en juger par l'opinion de la plupart des auteurs qui considèrent l'angine comme à peu près constante dans la scarlatine. De telle sorte qu'au point de vue clinique on peut la considérer comme faisant partie intégrante de la maladie.

On a rangé parmi les scarlatines frustes, celles dans lesquelles l'angine fait défaut. Nous n'avons pas à nous occuper ici de cette forme rare. Rappelons seulement combien il faut être réservé dans l'affirmation de diagnostics semblables, étant donné la fréquence des rashs et des érythèmes scarlatiniformes. Nous dirons quelques mots en terminant ce chapitre des scarlatines sans éruption.

L'angine n'est pas seulement constituée par l'éruption rouge sombre, souvent piquetée qui se fait sur la gorge, comme sur la peau ; elle comprend encore un ensemble de signes physiques et fonctionnels qui lui sont propres, et dont l'intensité très variable donne ici une importance prépondérante à l'angine, alors qu'ailleurs elle passe à peu près inaperçue. On peut multiplier les formes de l'angine scarlatineuse d'après ses variétés d'aspect, l'époque de son apparition ou la gravité de ses symptômes. Mais il nous paraît plus simple de n'établir que trois divisions : d'une part, *les angines érythémateuses* s'accompagnant ou non d'enduit pultacé, et de l'autre les *angines pseudo-membraneuses* précoces ou tardives, limitées ou étendues, bénignes, graves ou septiques : enfin les *angines gangreneuses.* Cette division nous a séduit par sa simplicité, elle n'est cependant pas encore à l'abri de tout reproche, car il existe bien des cas intermédiaires aux deux premières classes, participant à la fois aux caractères de l'une et de l'autre et se prêtant mal à une délimitation absolue.

B.   2

I. — Angines érythémateuses

Nous n'avons pas ici la prétention de donner une description origi-
nale de cette forme bien connue de l'angine scarlatineuse. Nous ne
pouvons qu'en rappeler brièvement les principaux traits; on en retrou-
vera la description complète dans tous les traités classiques. C'est généralement dès le début de la maladie, en même temps que l'infection
scarlatineuse s'annonce par une température élevée, de la céphalalgie
et des vomissements, que se montrent les premiers symptômes de l'angine. Le malade se plaint d'une sécheresse prononcée de la gorge; les
mouvements de déglutition sont pénibles. La voix ne tarde pas à devenir nasonnée.

Si, à ce moment, on examine la gorge du malade, on voit que les amygdales tuméfiées, la luette œdématiée, le voile du palais, les piliers,
souvent une partie de la voûte palatine ont pris une teinte violacée,
rouge sombre, dont la coloration et l'étendue ne se retrouvent guère
que dans la scarlatine. En palpant la région sous-maxillaire, au niveau
de l'angle de la mâchoire, il n'est pas rare de constater un certain degré
d'engorgement ganglionnaire. Tous ces symptômes après avoir augmenté
pendant trois ou quatre jours, disparaissent en général au bout d'une
semaine, alors que la desquamation commence.

Étudions maintenant chacun de ces différents signes et cherchons à
en donner l'analyse. Tout à fait au début, la rougeur ne se limite pas à
la gorge, elle se montre aussi, mais moins intense et plus fugace à la
face interne des joues, aux gencives et aux lèvres. La langue également
présente une teinte rouge vif, mais seulement au niveau des bords et
de la pointe, tandis que la face supérieure contraste par la couleur
blanche, que lui donne l'épais enduit qui la recouvre. Ce n'est que vers
le 3e ou 4e jour de la maladie que la surface de la langue se dépouille,
devient lisse et d'une rougeur uniforme. Cette transformation constitue
d'ailleurs un élément précieux de diagnostic, comme le fait remarquer
avec beaucoup de raison, M. **Cadet de Gassicourt** (1). Le plus souvent
la rougeur est diffuse et très étendue dans le fond de la gorge, mais elle
peut se limiter à un seul côté, voire même à la partie moyenne du voile
du palais. Parfois elle prédomine sur certains points : amygdales, luette

(1) Cadet de Gassicourt. *Traité clinique des maladies des enfants*, 1882. T. II,
p. 419.

ou piliers antérieurs. Le plus souvent elle s'accompagne de gonflement des parties envahies, les amygdales se tuméfient jusqu'à venir au contact l'une de l'autre, la luette œdématiée, allongée vient balayer la base de la langue et provoquer des nausées ; souvent la congestion veineuse se traduit par des varicosités noirâtres qui se dessinent sur la muqueuse enflammée. Celle-ci peut aussi se recouvrir d'une légère couche de mucus qui lui donne un aspect vernissé.

Le début de l'angine est signalé par un mouvement fébrile d'une grande intensité, la peau est sèche, brûlante, la température s'élève d'emblée en général au-dessus de 39°,5, le pouls est très fréquent ; mais il est impossible de dire si cette élévation thermique doit être rapportée au début de l'angine ou à l'infection scarlatineuse elle-même.

Le premier jour il y a plutôt de la sécheresse de la gorge que de la douleur. Bientôt celle-ci apparaît assez vive, augmente les jours suivants, s'exagère par la pression exercée aux angles des mâchoires. Elle devient généralement si vive, que l'enfant ne peut supporter l'examen de la gorge et que la pression de l'abaisse-langue sur la base de cet organe provoque immédiatement des efforts de vomissement. La déglutition en est fréquemment gênée et la douleur immobilise le voile du palais au point qu'il semble paralysé, le malade rendant par le nez les liquides qu'il tente d'avaler.

Il est rare qu'il y ait des troubles de la respiration. Celle-ci peut cependant devenir fréquente, haletante, lorsque l'hypertrophie des amygdales prend des proportions énormes et que, s'accolant l'une à l'autre, elles oblitèrent presque complètement la voie pharyngienne. Il est fréquent, au contraire, de constater des modifications de la voix, qui prend le timbre nasonné. L'haleine n'a guère une odeur fétide que lorsque l'angine s'accompagne de dépôt pultacé. Les fosses nasales ne participent généralement pas à l'inflammation du pharynx.

La tuméfaction des ganglions sous-maxillaires apparaît d'ordinaire le lendemain du début de l'angine (**Peter**). On sent en arrière des angles de la mâchoire un ou deux petits ganglions, gros comme des noisettes, durs, douloureux, roulant sous le doigt. Cette adénopathie peut-être unilatérale ou bilatérale. Parfois le tissu cellulaire environnant participe aussi à l'inflammation dans les cas plus intenses et l'empâtement devient diffus. Il est rare que la phlegmasie soit assez prononcée, pour qu'il y ait du trismus.

Les symptômes peuvent se borner là et l'angine peut pendant toute son évolution, conserver les caractères que nous venons de lui assigner ; mais il n'est pas rare de voir apparaitre du 2e au 4e jour, quelquefois plus tard, sur les cryptes amygdaliens de petites concrétions blanchâtres, crèmeuses, lenticulaires, généralement isolées les unes des autres. L'angine est devenue pultacée. Suivant **Lasègue**, l'érythème se complique d'une éruption miliaire, qu'il assimile à l'éruption de vésicules miliaires qui apparait souvent sur la peau en même temps que l'exanthème de la scarlatine. Cet exsudat pultacé peut encore se montrer sur la face antérieure du voile du palais et sur ses piliers (**Lasègue**) parfois sur la luette, bien rarement sur la paroi postérieure du pharynx (**Peter**).

Cette matière pultacée, formée par l'accumulation de l'épithélium desquamé, mélangé à la sécrétion des follicules, est au début d'une couleur blanche éclatante, bientôt elle devient grisâtre ou jaunâtre. A l'aide d'un bâtonnet muni d'ouate à son extrémité, on l'enlève, très aisément ; car elle n'est pas adhérente à la muqueuse, qui ne saigne pas lorsqu'on l'enlève. Si l'on agite ce dépôt dans un verre d'eau, on ne tarde pas à le voir se dissoudre et disparaître. L'enduit pultacé a peu de tendance à s'étendre et à se reproduire. Il disparait quelquefois au bout de 24 heures, souvent au bout de trois ou quatre jours ; mais il arrive qu'il apparaisse de nouveau, alors qu'on ne l'avait plus constaté de quelques jours.

La plupart des auteurs s'accordent à dire que dans la scarlatine normale il est de règle de voir apparaître l'angine érythémateuse dès le premier jour de la maladie. L'apparition des manifestations pharyngées ne nous a pas toujours semblé se faire dans des limites de temps aussi absolues. Parmi les observations que nous avons pu recueillir à l'hôpital Trousseau et celles que nous a communiquées notre ami M. **Gampert** interne de M. **Cadet de Gassicourt** en 1889, nous avons choisi celles dans lesquelles les dates du début de la scarlatine, de l'angine et de l'éruption. étaient notées très exactement. Elles nous ont servi à établir les tableaux qui vont suivre et qui donnent en résumé les chiffres suivants : Sur 37 cas de scarlatine, l'angine s'est montrée 23 fois le 1er jour de la maladie ; 8 fois le 2e ; 5 fois le 3e ; une fois il n'y a pas eu d'angine. L'éruption s'est montrée 16 fois dans les 24 heures qui ont suivi l'angine, 11 fois deux jours après, 6 fois en même temps, 2 fois 24 heures avant, une fois deux jours auparavant.

NUMÉROS	NOMS	AGES	DATE DU DÉBUT DE L'ANGINE	DATE DU DÉBUT DE L'ÉRUPTION	TERMINAISON
1	L... Léon.........	10 ans	3e jour	4e jour	Guérison (Herpès).
2	B... Emilienne....	8 ans	1er jour	2e jour	Guérison.
3	L... Marie........	13 ans	1er jour	2e jour	Guérison (Rhumat. Néphrite).
4	C... Julie.........	12 ans	1er jour	3e jour	Guérison.
5	G... Alexandrine..	9 ans	3e jour	3e jour	Guérison (Rhumat.)
6	D... Camille......	10 ans 1/2	2e jour	3e jour	Guérison.
7	G... Louise.......	6 ans	1er jour	3e jour	Guérison.
8	B...	11 ans	1er jour	2e jour	Guérison.
9	T...	13 ans	2e jour	3e jour	Guérison (Rhumat.)
10	T... Eugène.......	7 ans	3e jour	2e jour	Guérison (Erysipèle).
11	B... Lucie........	12 ans	1er jour	3e jour	Guérison.
12	Q... Gabrielle.....	12 ans	2e jour	4e jour	Guérison.
13	D... Antoinette....	11 ans	2e jour	3e jour	Guérison.
14	J... Louise	5 ans	......	3e jour	Guérison.
15	M... Georges......	5 ans	1er jour	2e jour	Guérison.
16	L... Emile........	9 ans	2e jour	3e jour	Guérison.
17	C... Lucie........	7 ans 1/2	2e jour	3e jour	Guérison.
18	P... Fernand......	2 ans	3e jour	1er jour	Guérison.
19	L... René........	20 mois	1er jour	1er jour	Guérison (Varicelle).
20	M... Alfred.......	5 ans 1/2	1er jour	2e jour	Guérison.
21	D... Louis........	9 ans 1/2	1er jour	3e jour	Guérison.
22	B... Paul.........	14 ans 1/2	1er jour	1er jour	Guérison (Néphrite. Rhumat.)
23	G... Robert.......	11 ans	1er jour	2e jour	Guérison.
24	P... Eugénie......	5 ans	1er jour	3e jour	Guérison (Néphrite).
25	G...	8 ans	1er jour	2e jour	Guérison.
26	O... Jeanne.......	13 ans	1er jour	3e jour	Guérison (Rhumat.)
27	C... Georgette....	9 ans	1er jour	3e jour	Guérison.
28	L... Georges......	3 ans	1er jour	2e jour	Guérison (Congestion pulm.)
29	L... Amédée......	9 ans 1/2	1er jour	3e jour	Guérison.
30	P... Jeanne.......	8 ans	1er jour	3e jour	Guérison (Bronchite. Rechute d'angine).
31	R... Gaston.......	8 ans	1er jour	1er jour soir	Emmené par ses parents.
32	B... Lucien.......	3 ans	1er jour	1er jour soir	Guérison.
33	S... Edouard......	9 ans 1/2	1er jour	1er jour	Guérison.
34	M... Emile........	10 ans 1/2	1er jour	3e jour	Guérison.
35	L... Louise.......	11 ans	3e jour	3e jour	Guérison.
36	C... Pierre.......	8 ans	2e jour	1er jour	Guérison.
37	L...	8 ans	2e jour	2e jour	Guérison.

II. — Angines pseudo-membraneuses

Il faut bien s'entendre dès le début sur ce que nous entendons par une angine pseudo-membraneuse.

Elle est constituée par une inflammation de la muqueuse pharyngée, qui se recouvre de véritables fausses membranes ; c'est-à-dire d'un exsudat fibrineux, de coloration blanchâtre, assez adhérent à la muqueuse sous-jacente, formant, lorsqu'on l'enlève, un lambeau étendu, se reproduisant après ablation. Cette fausse membrane ne se dissout pas dans l'eau. Cette définition nous semble ne pas prêter à confusion et nous avons ainsi soigneusement écarté de cette catégorie, toute angine dont l'exsudat se rapproche plus ou moins d'un exsudat pultacé.

Nous diviserons les angines pseudo-membraneuses de la scarlatine en *angines précoces et angines tardives*, suivant que les troubles pharyngés se montrent dans les premiers jours de la maladie, ou bien seulement après le premier septénaire, lorsque la desquamation a déjà commencé et quelquefois beaucoup plus tard. Cette division que la clinique impose, a déjà été reproduite depuis **Trousseau** dans la plupart des traités classiques. Elle est justifiée par les différences symptomatiques que présente l'angine aux divers stades de la scarlatine. Au début, en effet, l'angine pseudo-membraneuse ne reproduit pas le tableau clinique classique de l'angine diphtérique ; comme elle le fait incontestablement à la période de desquamation.

a) *Angines pseudo-membraneuses précoces.*

Chez un scarlatineux, qui, dans les 2 ou 3 premiers jours de la maladie a eu une angine érythémateuse, parfois accompagnée de dépôt pultacé, on voit le lendemain ou le surlendemain de l'éruption, l'aspect de la gorge se modifier. Des points blanchâtres lenticulaires, se montrent à l'orifice des cryptes amygdaliens. Ces points épais ne tardent pas à se rejoindre et à former un enduit un peu crémeux, d'aspect encore pultacé, ayant peu de résistance. Généralement, le lendemain, le doute n'est plus permis, il s'agit bien de fausses membranes qu'on enlève en larges lambeaux. D'ailleurs, elles se sont étendues, ont envahi le voile du palais. Cet état assez inquiétant de la gorge, n'est pas sans s'accompagner d'engorgement des ganglions sous-maxillaires, qui presque toujours augmentent de volume. La température s'élève ou reste élevée. La dysphagie, le nasonnement sont prononcés. Pendant 7 ou 8 jours les fausses membranes se reproduisent, bien qu'on nettoie régulièrement la gorge ; puis la muqueuse se déterge, l'exsudat diminue, ne se reforme plus et enfin, au bout de 10 ou 15 jours, les amygdales ont repris leur aspect ordinaire, sauf qu'elles restent un peu rouges et que souvent leur surface semble érodée par points. Tel est le tableau clinique habituel d'une angine pseudo-membraneuse précoce.

Si l'on procède à une étude plus détaillée des symptômes, on voit qu'on retrouve ici les mêmes signes fonctionnels que dans l'angine érythémateuse. Ils sont sans doute généralement plus prononcés, mais ne méritent pas une description nouvelle. Nous ajouterons seulement que la fétidité de l'haleine est beaucoup plus marquée et plus fréquente que dans la forme que nous avons décrite précédemment ; de plus dans celle-ci la température retombe à la normale dans le courant de la première semaine de la scarlatine, tandis que l'angine pseudo-membraneuse précoce provoque une élévation thermique alors que la température était déjà revenue à la normale ; ou la maintient élevée, dans le cas contraire. Le thermomètre oscille autour de 39° et ne s'abaisse qu'autant que l'angine vient à céder.

L'état général des malades est en accord avec l'élévation de la température et le degré d'infection de l'organisme, que celle-ci procède de la scarlatine ou de l'angine. Ce n'est guère que dans les formes les plus graves, que le malade prend l'aspect typhique et que les symptômes généraux acquièrent une réelle importance.

L'engorgement des ganglions sous-maxillaires est tout à fait variable. Tandis que dans les formes légères il fait défaut ou est à peine prononcé ; il devient très marqué lorsque les fausses membranes s'étendent. Ces ganglions enflammés ont alors un volume qui varie depuis les dimensions d'une noisette, jusqu'à celles d'un petit œuf. Parfois même dans les formes graves le tissu cellulaire environnant participe à l'inflammation et les régions sous-maxillaires et sous-hyoïdiennes deviennent le siège d'un empâtement et d'une tuméfaction considérable.

Les fausses membranes siègent presque toujours sur les amygdales, rarement sur une seule. C'est par ces organes que débutent la plupart de ces angines. Elles en recouvrent toute l'étendue ou seulement un territoire limité. Lorsqu'elles s'étendent, elles gagnent les piliers du voile, sa surface ou bien la luette qu'elles engainent, parfois même le fond du pharynx. Leurs caractères objectifs ont déjà été décrits lorsque nous avons défini ce que nous entendions par un produit pseudo-membraneux. Il faut insister cependant sur leur couleur, plusieurs auteurs en ayant fait un élément de diagnostic différentiel d'avec l'angine diphtérique. Il est certain que, tout à fait au début, elles sont généralement très blanches, d'une blancheur parfois éclatante, mais cet aspect se modifie beaucoup les jours suivants, elles deviennent alors grisâtres ou jaunâtres, parfois semées de taches noires qu'y laissent de petites hémorrhagies. De plus, elles offrent ce caractère d'être très adhérentes à la muqueuse et difficiles à détacher.

Nous savons qu'après ablation elles se reproduisent en quelques heures. Souvent, lorsqu'on les enlève, la muqueuse saigne assez abondamment et lorsqu'on en a complètement nettoyé la surface, on la voit érodée, profondément déchiquetée.

On se rend bien mieux compte des lésions ulcéreuses, lorsqu'on a l'occasion de les examiner sur le cadavre. On voit alors que les amygdales, ainsi que toutes les autres parties atteintes, sont pénétrées par des ulcérations à bords irréguliers, taillés à pic, à fond alvéolaire, au point qu'il ne reste parfois plus que la coque de l'organe malade. Ces ulcérations donnent lieu dans quelques cas à une suppuration abondante, facile à constater lorsqu'on nettoie la gorge des enfants. Mais la formation pseudo-membraneuse ne se limite pas à la gorge seulement. Il n'est pas rare de voir les fausses membranes tapisser une partie de la voûte palatine et former des plaques blanches très adhérentes, sur la langue, les replis des lèvres ou leurs commissures. Cette exsudation présente ceci de particulier, lorsqu'elle siège aux lèvres, c'est que souvent elle se confond avec des pustules d'impetigo se développant sur la peau avoisinante, comme si ces deux lésions relevaient de la même cause.

Parfois aussi l'angine s'accompagne d'un coryza, qui, d'abord mucopurulent, peut devenir pseudo-membraneux. Enfin on a signalé, très rarement il est vrai, l'extension des fausses membranes au larynx, aux bronches et exceptionnellement à la conjonctive, à la trompe d'Eustache (**Lasègue**) ou à la surface cutanée (**Guérétin**). Il nous semble nécessaire d'insister sur ces localisations anormales ; car elles ont été contestées ou mises en doute.

Le *coryza pseudo-membraneux* était une complication fréquente dans les épidémies de **Huxham** et de **Withering** (1). **Hufeland** (2) cite une observation dans laquelle l'ulcération de la membrane pituitaire avait entraîné la perforation de la voûte palatine et la destruction des os propres du nez, que le malade rendait par fragments en éternuant. **Guérétin** a constaté ce coryza dans la forme maligne lente de l'épidémie qu'il décrit. **Schœnlein** prétend qu'il est toujours mortel lorsqu'il est accompagné de parotides. **Rilliet et Barthez** l'ont observé, mais rarement. **Barrier** a vu dans un cas d'angine compliquée de coryza pseudo-membraneux, l'asphyxie, résulter de la gêne apportée au passage de l'air par le gonflement des amygdales d'une part, et par le rétrécissement des fosses nasales de l'autre. **Niemeyer, Lasègue, Filatow**, admettent cette complication de l'angine scarlatineuse. **Gallard** en cite une observation intéressante dont nous donnons d'autant plus volontiers le résumé, que l'auteur n'admet pas la nature diphtérique de l'angine ni du coryza.

Obs. I. — *Pseudo-diphtérie pharyngo-nasale dans la scarlatine avec ulcération profonde du bord libre des ailes du nez.* GALLARD. *Gaz. des hôp.* Paris. 1881, p. 737 (Résumé).

Il s'agit d'une jeune fille de 23 ans, qui, au début d'une scarlatine présenta une angine avec de véritables fausses membranes, résistantes, d'un blanc grisâtre, sur les amygdales et les piliers du voile du palais.

Vers le 4e ou 5e jour : coryza, gonflement et oblitération des narines avec formation sur les ailes du nez de fausses membranes qui se continuaient avec celles dont la muqueuse nasale était tapissée. Ces fausses membranes se reproduisaient après leur ablation. Plus tard, la disparition définitive des fausses membranes laissa deux ulcérations entamant les ailes du nez sur leur bord libre, où elles firent de véritables pertes de substances en se cicatrisant.

Nous n'avons pu observer qu'un exemple de coryza pseudo-membraneux compliquant une angine scarlatineuse ; on le trouvera relaté dans l'obs. LIII, accompagnée d'un examen bactériologique.

L'*extension des fausses membranes au larynx* est plus rare. Elle est

(1) WITHERING. *An account of the scarlet fever and sore-throat or scarlatina anginosa, particulary as it appeared at Birmingham in the Year* 1778. London, 1779.

(2) HUFELAND. *Bermerkungen über die Blattern, verschiedene Kinderkrankheiten,* etc. Berlin, 1798, p. 471.

signalée par **Graves, Guérétin, Rilliet et Barthez, Colrat** (1) et **Jessner**. Il ne nous paraît pas inutile d'en rapporter quelques observations que nous avons relevées dans la littérature médicale.

Obs. II. — Graves. *Cliniques méd*, 3e édition, t. I, 1871, p. 416.

J'ai observé 2 exemples de croup et, dans les deux cas, quoi qu'en dise M. Trousseau, je n'ai pu révoquer en doute son origine scarlatineuse.

Un enfant, qui guérit, rejeta une fausse membrane que je possède encore ; elle a une forme tubuleuse et représente le moule du canal aérien, un peu au delà de sa bifurcation.

La petite fille, dont j'ai déjà parlé, et qui succomba à la maladie, avait également rendu des portions de fausses membranes, mais elle mourut épuisée ; l'autopsie nous montre la lésion étendue au loin dans les ramifications bronchiques.

Obs. III. — J. Guérétin. *Arch. gén. de médecine*, 1842, t. XIV, p. 287.

Vers le commencement de l'épidémie, j'ai vu, dans une maison où se trouvaient plusieurs scarlatineux, un garçon de 5 ans, près duquel je fus appelé le 4e jour seulement, succomber manifestement au croup. Il offrit une éruption cutanée mal dessinée et les symptômes généraux ordinaires à l'épidémie.

Quoique je n'aie point fait l'autopsie, la toux et la voix croupales, la mort au 5e jour par une suffocation évidente, etc., n'ont laissé, dans mon esprit, aucun doute sur l'existence du croup.

Barthez et Rilliet, dans leur traité des maladies des enfants, citent trois cas dans lesquels la constatation anatomique prouva que les fausses membranes s'étaient propagées à la cavité laryngée. Ils font remarquer que pendant la vie des trois malades on n'avait pas trouvé les symptômes propres du croup.

Obs. IV. — Rilliet et Barthez. *Traité clinique des maladies des enfants*, 2e édition, 1854, t. III, p. 168.

Un garçon de 11 ans est pris, au milieu de la bonne santé, d'une scarlatine dont la marche est des plus graves ; l'éruption est régulière ; l'aspect du malade est profondément typhoïde. L'angine débute le quatrième jour de la maladie, très légère d'abord. Le cinquième jour, la narine droite fournit un

---

(1) Colrat. *Soc. des sc. méd. de Lyon*, séance juillet 1886. *Lyon médical*, t. LIII, 17 oct. 1886, p. 210.

mucus épais qui devient de plus en plus abondant ; puis des fausses membranes se montrent à l'orifice des fosses nasales. L'enfant meurt le dixième jour de la maladie.

A l'autopsie : l'éruption scarlatineuse persiste encore violacée ; le pharynx est dans l'état suivant : Dans sa totalité il est recouvert de fausses membranes jaunes assez épaisses, peu adhérentes, mêlées à du pus. Au-dessous, la muqueuse est très rouge, assez gonflée ; les amygdales sont très grosses, molles et rouges. Le larynx présente le même aspect. Cependant la muqueuse, un peu moins rouge, n'est pas ramollie ; la trachée est d'un rouge violacé foncé. Ces parties sont tapissées de fausses membranes moins épaisses que dans le pharynx ; on en trouve sur toute la partie supérieure. Au-dessous, les cordes vocales en sont exemptes, aussi bien que la partie supérieure de la trachée ; mais, à sa partie inférieure, on en trouve quelques-unes, molles, peu épaisses, peu adhérentes, qui s'étendent jusqu'à l'origine des bronches.

Obs. V. — Rilliet et Barthez. — *Traité clinique et pratique des maladies des enfants*, 2ᵉ édition, 1854, t. III, p. 169.

Un garçon de dix ans est pris de mal de gorge, et le lendemain d'une éruption scarlatineuse anormale. Il meurt cinq jours après le début. Le mal de gorge a dominé toute la maladie.

A l'autopsie : l'amygdale gauche est très volumineuse, et recouverte à sa partie postérieure de quelques petites fausses membranes jaunâtres peu adhérentes ; elle est dure sous le scalpel, ses follicules sont remplis d'une matière grise demi-solide, entourée d'un tissu blanc, rosé, solide, dur et résistant, d'aspect fibreux. Les parties latérales postérieures et inférieures du pharynx, la face postérieure de la luette, sont recouvertes de fausses membranes d'un blanc grisâtre, très adhérentes et très minces. La muqueuse sous-jacente, rouge, présente un assez grand nombre de petites ulcérations allongées, sinueuses, comme le serait le trajet laissé par des vers sur le drap. La muqueuse environnante n'est pas ramollie.

L'épiglotte et la partie postérieure des replis aryténo-épiglottiques sont tuméfiées ; la face inférieure de l'épiglotte est revêtue d'une fausse membrane molle, mince, inégale ; la muqueuse sous-jacente est dépolie et rouge par places ; le larynx lui-même est revêtu de cette fausse membrane, qui, de même espèce que les précédentes, couvre les cordes vocales et toutes les parties environnantes. La muqueuse laryngée n'est pas rouge, non plus que celle de la trachée ; elles sont rosées, et ont leur poli habituel. Il n'y a pas d'œdème de toutes ces parties ; cependant le gonflement est considérable ; l'orifice supérieur du larynx est très rétréci. L'œsophage présente à sa partie moyenne quelques fausses membranes linéaires, longitudinales et adhérentes, entourées d'un petit liséré rouge ; sous ces fausses membranes, la muqueuse est érodée.

Obs. VI. — Rilliet et Barthez. *Traité clinique et pratique des maladies des enfants*, 2e édition, t. III, p. 169.

Un garçon de 6 ans, est pris tout à la fois de varioloïde et d'une scarlatine qui suit sa marche normale. L'angine débute le jour même de l'éruption, et l'enfant meurt le seizième jour de la maladie. L'autopsie montre les lésions suivantes :

L'amygdale droite, très ramollie, est infiltrée de pus, qui est combiné avec le tissu lui-même ; la gauche, au contraire, est presque entièrement détruite et profondément excavée. Aucune fausse membrane ne recouvre ces parties. Dans la gouttière pharyngo-laryngée droite, la muqueuse est détruite dans l'étendue de 1 cent. 1/2 ; le tissu sous-muqueux est épaissi et tapissé d'une fausse membrane jaune, adhérente. Une lésion de même espèce, mais moins étendue, existe dans le point correspondant gauche.

La face postérieure de l'épigotte et tout le larynx sont tapissés par des fausses membranes jaunâtres assez minces, qui se détachent avec facilité. La muqueuse sous-jacente offre une teinte générale rosée.

Nous avons nous-mêmes recueilli deux observations, dont voici le résumé.

Obs. VII. — *Scarlatine. — Angine pseudo membraneuse précoce et croup. — Guérison.*

C..., Louis, âgé de 5 ans, entre le 5 août 1889 au pavillon de la diphtérie, dans le service de M. Legroux. A son entrée, l'enfant, qui est malade depuis 5 jours, est en pleine éruption de scarlatine avec délire. La gorge est tapissée de fausses membranes épaisses et abondantes avec fétidité de l'haleine et gonflement du cou. La voix est couverte, la toux rauque ; il y a peu de tirage avec quelques accès de suffocation.

Les jours suivants, l'état du petit malade s'améliore et il finit par guérir sans que la trachéotomie soit devenue nécessaire.

Obs. VIII. — *Scarlatine. — Angine pseudo-membraneuse précoce. Croup. — Trachéotomie. — Mort.*

M..., Marie-Louise, âgée de 9 ans, entre le 29 janvier 1890 dans le service de M. Sevestre, au pavillon de la diphtérie. Elle est malade depuis le 26 janvier, a vomi plusieurs fois. Mal de gorge depuis le 27 janvier.

État actuel : On voit des fausses membranes grisâtres sur les 2 amygdales. Tout le fond de la gorge est très rouge. Un peu de jetage nasal. La voix est égèrement voilée.

30 janvier : Eruption de scarlatine bien caractérisée. Les fausses membranes se reproduisent.

Le 31. Les amygdales et la luette sont recouvertes de fausses membranes. Le reste de la gorge reste très rouge,

1er février. Voix couverte. Tirage. Accès de suffocation. Trachéotomie.

Le 2. Mort.

Nous n'insisterons pas sur les otites, les bubons cervicaux ou les phlegmons du cou qui peuvent suivre l'angine scarlatineuse. Ces complications sont bien connues et bien décrites.

La *paralysie du voile du palais*, consécutive à l'angine de la scarlatine n'a été signalée qu'à titre bien exceptionnel, croyons-nous. Aussi, pensons-nous devoir en rapporter l'exemple suivant :

OBS. IX. (Résumée). — *Scarlatine. — Angine pseudo-membraneuse précoce. — Paralysie du voile du palais consécutive. — Guérison.*

D... Victor, âgé de 6 ans, entre le 14 septembre 1889, au pavillon de la diphtérie, dans le service de M. Cadet de Gassicourt. L'enfant est en pleine éruption de scarlatine, avec beaucoup de fièvre et d'abattement. La gorge est le siège d'une angine pseudo-membraneuse très étendue, avec coryza et engorgement des ganglions sous-maxillaires.

Le 19 septembre. L'état général s'améliore. La desquamation se fait par larges squames. La gorge se déterge.

Le 22. On constate une *paralysie du voile du palais* complète avec rejet des liquides par le nez.

5 octobre. Les fausses membranes persistent encore sur les amygdales. La paralysie du voile du palais est guérie.

Le 19. Bubon cervical à gauche, qu'on incise.

Le 26. L'enfant sort guéri.

Suivant le degré d'extension des fausses membranes ; suivant la gravité de symptômes généraux, suivant la part d'infection de l'organisme qui paraît revenir à l'angine on peut, croyons-nous ; distinguer 3 formes d'angines pseudo-membraneuses précoces : *bénigne, grave et septique,* ; cette dernière se confondant avec la forme angineuse de la scarlatine.

Dans la *forme bénigne*, les fausses membranes sont généralement peu étendues et n'ont pas de propension à gagner du terrain ; l'adénopathie sous-maxillaire est à peine marquée ; il ne survient pas de complication dépendant de l'angine ; l'état général est très satisfaisant et la fièvre dure à peine quelques jours à moins que la scarlatine ne soit maligne comme dans l'obs. XXXVI. Comme exemples de cette forme bénigne, nous pouvons signaler les obs. XXXV, XXXVII, XLII, XLIV, XLV, XLVI, XLVIII. Les fausses membranes peuvent d'emblée envahir à la fois les amygdales et la luette, mais elles se reforment peu, disparaissent rapidement, l'angine ne provoque ni accident, ni symptômes généraux. Nos observations en donnent la preuve.

La *forme grave* se caractérise non seulement par l'extension rapide des fausses membranes, par leur persistance, par l'intensité de l'engorgement des ganglions sous-maxillaires, mais encore par la longue durée de l'angine, qui, dans les cas que nous avons observés a duré de 9 jours à 23 jours, par la prolongation de la fièvre et des symptômes généraux, par les complications presque constantes qui surviennent (broncho-pneumonie, rhumatisme, néphrite, bubons, otites, impetigo, etc.). Cette forme n'entraîne pas la mort par elle-même, mais elle aggrave le pronostic, en prolongeant la convalescence. Elle contribue certainement à hâter la terminaison fatale dans les scarlatines malignes qu'elle complique fréquemment.

Si, dans les formes qui précèdent, les symptômes indépendants de l'angine tiennent encore le rôle le plus important dans la scène morbide, il n'est plus de même pour la *forme septique*. Une éruption atypique à peine marquée, fugace, telle est la signature souvent peu nette de la scarlatine. Les autres symptômes ne dépendent que de l'angine qui semble constituer à elle seule toute la maladie. De là le nom de *forme angineuse* de la scarlatine qu'on lui donne souvent. Il suffit de se reporter aux descriptions les plus complètes de l'angine diphtérique hypertoxique, pour trouver l'image fidèle de l'angine septique de la scarlatine ; afin de s'en convaincre, on n'a qu'à jeter les yeux sur l'observation LIII. D'ailleurs, nous ne pouvons mieux faire que de citer la relation de cette forme de l'angine scarlatineuse que **J. Guérétin**, décrit sous le nom de forme maligne lente.

« C'était une violente angine constituée par un gonflement considé-
« rable des amygdales, par des pseudo-membranes sur toute leur sur-
« face et souvent sur les piliers, sur la luette et sur les parois pharyn-
« giennes. Les pseudo-membranes étaient étendues, épaisses, consis-
« tantes et d'un blanc jaunâtre ; pour les détacher, il fallait une
« certaine traction, et au-dessous on trouvait une surface excoriée sai-
« gnante..... Le cou fortement gonflé dès le début, exécutait difficile-

« ment ses mouvements ; la face était pâle, comme bouffie ; l'haleine
« fétide, la respiration normale ou simplement embarrassée par l'état
« des fosses nasales ou par une légère laryngo-trachéite. Chez plusieurs
« de ces malades, la phlogose pseudo-membraneuse existait concurrem-
« ment dans la gorge et dans les fosses nasales ; il y avait alors des
« épistaxis, des écoulements purulents mêlés de parcelles membraneu-
« ses ramollies, qui finissaient par excorier l'ouverture des narines
« et des lèvres et y déterminaient la formation de plaques blanchâtres
« couenneuses...

« Loin de s'améliorer par les cautérisations et par l'usage des déter-
« sifs ou des astringents, la gorge devenait plus laide, déchiquetée,
« rouge lie de vin, noirâtre, d'une fétidité repoussante.

« Vers le cinquième jour, rarement plus tôt, quelquefois plus tard,
» une éruption cutanée se montrait.

« Les vésicatoires appliqués soit au cou, soit aux membres se recou-
« vraient de couennes épaisses et gangrenées. La mort survenait du
« huitième au quatorzième jour. »

L'auteur a perdu quatre de ses malades, sur six atteints de cette terrible
angine.

Dans ces différentes formes de l'angine pseudo-membraneuse, la date
d'apparition des fausses membranes relativement à celle de l'éruption
est assez intéressante à déterminer. L'angine pseudo-membraneuse est
presque toujours consécutive à l'éruption, parfois elle se montre en
même temps qu'elle, rarement enfin elle la précède. C'est dans ce dernier cas, sur lequel nous reviendrons un peu plus loin, que les erreurs
de diagnostic sont presque inévitables.

Sur 32 cas d'angines pseudo-membraneuses précoces de la scarlatine,
les fausses membranes se sont montrées 4 fois au 1er jour de la maladie,
3 fois au 2e jour, 5 fois au 3e jour, 4 fois au 4e jour, 7 fois au 5e jour,
5 fois au 6e jour, 3 fois au 7e jour, 1 fois au 8e jour. L'éruption a précédé
l'apparition des fausses membranes 6 fois d'un jour, 4 fois de 2 jours,
7 fois de 3 jours, 4 fois de 4 jours, 2 fois de 6 jours. Elle s'est montrée
5 fois en même temps. Les fausses membranes ont apparu 1 fois
3 jours, 2 fois 4 jours et 1 fois 5 avant l'éruption.

NUMÉROS	NOMS	AGES	DATE DE L'ÉRUPTION	DATE de l'apparition des fausses membranes	TERMINAISON

ÉRUPTION PRÉCÉDANT L'ANGINE PSEUDO-MEMBRANEUSE

NUMÉROS	NOMS	AGES	DATE DE L'ÉRUPTION	DATE de l'apparition des fausses membranes	TERMINAISON
1	B... Louise........	5 ans 1/2	4ᵉ jour	5ᵉ jour	Guérison.
2	M...	14 ans	3ᵉ jour	4ᵉ jour	Guérison.
3	D... Lucie........	4 ans	2ᵉ jour	6ᵉ jour	Mort.
4	M... Louis........	4 ans	3ᵉ jour	5ᵉ jour	Emmené par les parents (Broncho-pneumonie).
5	M... André........	5 ans	3ᵉ jour	7ᵉ jour	Emmené par ses parents.
6	B... Albert........	20 mois	2ᵉ jour	8ᵉ jour	Guérison (Otite double).
7	M... Félicien......	3 ans	2ᵉ jour	8ᵉ jour	Guérison (Néphrite, Furoncles).
8	M... Henri........	4 ans	2ᵉ jour	5ᵉ jour	Guérison (Néphrite).
9	L...	13 ans	2ᵉ jour	2ᵉ jour	Mort.
10	D... Emilie........	14 ans	3ᵉ jour	3ᵉ jour	Guérison (Rhumat.)
11	L... Eugène.......	13 ans	4ᵉ jour	4ᵉ jour	Guérison.
12	H... Georges......	6 ans	2ᵉ jour	5ᵉ jour	Mort.
13	S... Marguerite....	12 ans 1/2	1ᵉʳ jour	3ᵉ jour	Guérison.
14	D... Adrien........	9 ans 1/2	2ᵉ jour	5ᵉ jour	Guérison.
15	P... Georges......	—	2ᵉ jour	4ᵉ jour	Mort (Croup).
16	B... Emile........	8 ans	1ᵉʳ jour	7ᵉ jour	Guérison.
17	B... Henri........	6 ans 1/2	2ᵉ jour	5ᵉ jour	Guérison.
18	G... Gaston........	5 ans 1/2	1ᵉʳ jour	2ᵉ jour	Mort.
19	G... Albert........	2 ans	6ᵉ jour	6ᵉ jour	Mort.
20	W... Emile........	10 ans 1/2	2ᵉ jour	3ᵉ jour	Guérison.
21	L... Marcelle......	2 ans	2ᵉ jour	2ᵉ jour	Mort.
22	C... Maurice......	6 ans	3ᵉ jour	7ᵉ jour	Guérison (Otite).
23	M... Alfred........	3 ans 1/2	2ᵉ jour	6ᵉ jour	Mort.
24	M... Edouard......	9 ans	1ᵉʳ jour	4ᵉ jour	Guérison.
25	R... Joseph........	2 ans 1/2	1ᵉʳ jour	3ᵉ jour	Mort (Coqueluche, Br.-pneumonie).
26	B... Henri........	5 ans	3ᵉ jour	6ᵉ jour	Guérison.
27	G... Marie........	9 ans 1/2	3ᵉ jour	6ᵉ jour	Guérison.
28	Q... Louis........	5 ans	4ᵉ jour	5ᵉ jour	Guérison.

ANGINES PSEUDO-MEMBRANEUSES PRÉCÉDANT L'ÉRUPTION

NUMÉROS	NOMS	AGES	DATE DE L'ÉRUPTION	DATE de l'apparition des fausses membranes	TERMINAISON
29	M... Marie........	9 ans	4ᵉ jour	1ᵉʳ jour	Mort (Croup).
30	S... Bernard.......	4 ans 1/2	6ᵉ jour	1ᵉʳ jour	Guérison (Croup).
31	A... Victor...	6 ans 1/2	5ᵉ jour	1ᵉʳ jour	Guérison.
32	B... Léon.........	8 ans 1/2	5ᵉ jour	1ᵉʳ jour	Guérison (Rhumat.).

Nous avons vu, plus haut, qu'il y a des cas où l'angine pseudo-membraneuse peut précéder l'exanthème scarlatineux. C'était le cas dans l'épidémie de **Fothergill** ; l'éruption y apparaissait le 4e ou le 6e jour après le début de l'angine. Il en était de même dans l'épidémie décrite par **Guérétin** et dans celle dont **J-A-F. Ozanam** (1) a écrit l'histoire. Tout dernièrement (2) MM. **Sevestre** et **Millard** ont rapporté chacun un cas analogue.

Nous reproduisons l'observation que M. **Sevestre** a publiée dans la suite :

OBS. X. — *Scarlatine. — Angine pseudo-membraneuse précédant l'éruption. — Guérison.* SEVESTRE. *Médecine moderne,* 15 mai 1890, p. 407, no 21.

Une enfant de trois ans, était prise un vendredi d'une fièvre intense, et on constatait le soir même l'existence de points blancs sur les deux amygdales ; le samedi, jour où je vis l'enfant pour la première fois, ce n'étaient plus des points isolés, mais d'épaisses membranes qui recouvraient les deux amygdales et s'étendaient sur la luette. Pourtant malgré ces phénomènes si inquiétants, malgré la fièvre, la petite malade n'était pas très abattue, et conservait même un certain entrain qui cadrait mal avec l'idée d'une diphtérie grave ; aussi, remarquant la rougeur vive du voile du palais, je demandai s'il n'y avait pas eu la veille d'éruption scarlatineuse, et séance tenante, on chercha, mais en vain cette éruption. Le dimanche, la gorge était dans le même état, et le lundi matin, elle commençait à se déterger. Dans cette même journée du lundi, l'éruption scarlatineuse se montrait, elle s'accentuait les jours suivants ; en même temps que guérissait l'affection de la gorge. La desquamation qui survint ensuite permet d'affirmer qu'il s'était bien agi d'une scarlatine.

On voit que l'auteur s'est basé sur l'absence d'abattement et surtout sur la rougeur très vive du voile du palais, pour faire le diagnostic d'angine scarlatineuse avant l'apparition de l'éruption. Ce dernier élément de diagnostic se retrouvait dans l'observation VIII que nous avons rapportée plus haut ; mais il faisait complètement défaut dans les 2 cas suivants :

OBS. XI. — *Scarlatine. — Angine pseudo-membraneuse précédant l'éruption. — Guérison.*

A..., Victor, âgé de 6 ans 1/2 entre le 22 novembre 1889, dans le service de M. Legroux au pavillon de la diphtérie.

---

(1) J-A-F. OZANAM. *Histoire méd. des maladies épidémiques,* t. III, p. 331 et suiv., 2o édit.

(2 *Société médicale des hôpitaux* de Paris, 9 mai 1890.

Etat actuel : Angine depuis 3 jours. Pas de croup. Ganglions sous-maxillaires nombreux, peu volumineux, de chaque côté. Haleine fétide ; fausses membranes épaisses ; jetage nasal.

23 novembre : *Eruption de scarlatine*,

Le 24. Fausses membranes blanchâtres sur la luette, sur l'amygdale gauche et sur la partie gauche du pharynx. Adénopathies cervicales douloureuses.

Le 26. Eruption disparue sur le tronc ; encore visible sur les bras et les jambes. La langue est dépouillée.

Le 27 : Fausses membranes confluentes sur les deux amygdales et la luette, pas d'adénopathie, voix claire, pas de jetage.

Le 29. Eruption complètement disparue.

3 décembre. Fausse membrane encore à gauche de la luette. Desquamation en squames étendues.

Le 6. Même état.

Le 10. Plus rien dans la gorge.

Le 12. Passage au pavillon de la scarlatine ; il en part le 2 janvier 1890.

OBS. XII. — *Scarlatine. — Angine pseudo-membraneuse et croup précédant l'éruption. — Varicelle. — Guérison.*

S..., Bernard, âgé de 4 ans 1/2, entre le 20 novembre 1889 au pavillon de la diphtérie, service de M. Legroux. Angine depuis 3 jours.

21 novembre. Angine : Fausses membranes très épaisses sur les 2 amygdales et la luette. Tendance à saigner. Fétidité de l'haleine. Jetage nasal. Adénopathies sous-maxillaires marquées des deux côtés.

Cou gros. Teint pâle. T. M., 38°,2. S. 38°,6. Croup. Toux rauque. Voix couverte. Pas de tirage. Rien dans la poitrine.

Le 22. Fausses membranes moins épaisses. Il a plus de jetage. Croup persiste. T. M. 38°,2. S. 38°,6.

Le 23. *Eruption de scarlatine.* T. M. 37°,6. S. 38°,2.

Le 24. Fausses membranes sur l'amygdale gauche difficiles à détacher. T. M. 38°. Soir 39°.

Le 26. Etat général bon. Température normale.

Le 27. Eruption encore un peu visible.

Le 28. Adénopathie sous-maxillaire à droite seulement. Fausse membrane de couleur grisâtre sur l'amygdale droite qui paraît déchiquetée.

Le 29. Desquamation en larges lambeaux. Etat général bon. Toux rauque. Voix éteinte. Eruption disparue. L'adénopathie augmente à droite.

1er décembre. Varicelle.

Le 3. Incision d'un adéno-phlegmon du cou à droite. Eruption de varicelle généralisée.

Le 6. Bon état général. Rien dans la gorge.

Le 7. La voix revient.

Le 13. Nouvelle éruption de varicelle très confluente. Rien dans la gorge.

Le 30. Sorti guéri.

On comprend qu'il soit impossible d'établir le diagnostic dans ces cas particuliers avant que la langue se soit bien dépouillée ou que la desquamation devienne caractéristique. En effet, l'éruption ne permet pas d'affirmer la scarlatine, les angines diphtériques pouvant se compliquer de rash scarlatiniforme. Qu'il s'agisse d'une scarlatine avec angine pseudo-membraneuse précoce et éruption tardive, ou d'une angine diphtérique accompagnée de rash scarlatiniforme, la température ne nous a pas paru varier d'une façon assez sensible ni au moment de l'éruption, ni avant elle, pour qu'on puisse en faire un élément de diagnostic. Nous avons recueilli 4 observations d'angines diphtériques avec rash scarlatiniforme. Dans 3 d'entre elles le rash survint le 10e, le 11e et le 8e jour, après le début de la maladie. Cette apparition tardive de l'exanthème permettait d'éloigner l'idée, que la maladie ait été dès le début, une scarlatine. Il ne pouvait s'agir que d'un rash scarlatiniforme ou d'une scarlatine venant compliquer la diphtérie ; or, dans les 3 cas, il n'y eut pas de desquamation. Le 4e cas, dont nous allons donner l'observation tout au long, était bien embarrassant au début, car l'exanthème était survenu au 5e jour de la maladie ; il est vrai qu'il n'y eut pas de desquamation, mais on va voir que nous avons eu une preuve quasi-expérimentale qu'il s'agissait d'un rash compliquant une diphtérie. L'enfant mis en contact avec des scarlatineux, contracta une scarlatine véritable 22 jours après avoir eu un rash scarlatiniforme.

OBS. XIII. — *Angine diphtérique.* — *Rash scarlatiniforme.* — *Scarlatine.* — *Guérison.*

P..., Georges, âgé de 4 ans, entre le 16 novembre au pavillon de la diphtérie, service de M. Legroux.

Mal de gorge depuis 3 jours.

16 novembre. Angine. Grosses amygdales rouges. Léger exsudat blanc sur l'amygdale gauche ; fausse membrane épaisse en arrière d'elle sur le pharynx. Adénopathie sous-maxillaire bilatérale. Pas de jetage nasal. T. M. 38°,6, S. 39°,8.

Le 17. On constate une *éruption scarlatiniforme* généralisée.

On place l'enfant dans la salle des diphtéries avec scarlatine. Les fausses membranes s'enlèvent très facilement. T. M. 38°,4. S. 38°,8.

Le 18. Même état. T. M. 38°,7. S. 38°,2.

Le 19. T. M. 38°. S. 38°,4.

Le 20. T. M. 37°,8. S. 38°,8.

Le 21. Même état, l'éruption est effacée. T. M. 37°,8. S. 38°,2.

Le 24. Même état.

Le 25. Plus rien dans la gorge. Va bien.

Le 27. État stationnaire.

Le 28. Les fausses membranes ont apparu de nouveau, faciles à enlever, mais se reproduisant très vite. Voix claire. Pas de jetage nasal.

Le 29. État stationnaire.

3 décembre. La gorge semble en meilleur état. Lèvres sèches, fendillées. Teint pâle.

Le 6. Pâleur, amaigrissement. L'état de la gorge s'améliore. Pas d'albuminurie.

Le 10. *Eruption de scarlatine* bien caractérisée.

Le 13. Eruption complètement effacée. Léger point blanc en haut de l'amygdale droite.

Le 15. Angine guérie. Desquamation caractéristique.

b) *Angines pseudo-membraneuses tardives.*

Nous avons vu précédemment que les fausses membranes pouvaient se montrer assez tardivement dans l'angine pseudo-membraneuse précoce, puisque nous ne les avons vu apparaître dans quelques cas que le 7e ou même le 8e jour de la maladie.

Mais alors l'angine érythémateuse du début avait persisté jusqu'à l'apparition des fausses membranes, la température s'était toujours maintenue au-dessus de la normale. Il n'en est plus de même pour l'angine pseudo-membraneuse tardive. Ici la scarlatine a normalement évolué, l'éruption après avoir duré quelques jours a disparu ainsi que l'angine initiale, la température est retombée à la normale, la desquamation a déjà débuté, lorsqu'on voit l'état général s'aggraver, l'enfant pâlir, la fièvre s'allumer, les ganglions du cou se tuméfier. En examinant la gorge, on la trouve tapissée de fausses membranes grisâtres qui n'y étaient pas les jours précédents. Cette angine survient souvent dans la seconde semaine de la maladie, mais elle peut se montrer aussi beaucoup plus tardivement dans, le courant de la 3e ou 4e semaine.

Lorsqu'on consulte les traités classiques on est frappé du sinistre tableau qu'ils font de cette angine. **Trousseau** (1) en a fixé les traits dans les lignes suivantes :

« Des individus prennent une scarlatine de moyenne gravité, ils ont
« un peu de délire la nuit, à peine quelques accidents nerveux ; le pouls
« est assez fréquent, la douleur de gorge est du reste assez modérée. La

(1) Trousseau. *Cl. de l'Hôtel-Dieu*, 2e édit., 1865, t. 1. p. 104.

« maladie arrivée au huitième, au neuvième jour, il semble que la
« guérison soit assurée, la fièvre est tombée, l'éruption a disparu, et l'on
« rassure la famille. Tout à coup, un engorgement considérable se mon-
« tre à l'angle des mâchoires, il occupe non seulement cette région,
« mais s'étend encore au cou et quelquefois à une partie de la face ; un
« liquide sanieux, fétide, très abondant, s'écoule des fosses nasales, les
« amygdales sont très volumineuses, l'haleine exhale une odeur insup-
« portable, le pouls reprend subitement une grande fréquence, il est
« petit, le délire reparait, d'autres accidents nerveux se produisent.
« Puis le délire persistant, le coma survient, en même temps la peau se
« refroidit, le pouls devient de plus en plus misérable, et le malade suc-
« combe après trois ou quatre jours, dans une lente agonie, ou il meurt
« subitement enlevé comme par une syncope...

« Les malades succombent, en réalité, avec tous les symptômes de
« l'empoisonnement diphtérique : refroidissement général, petitesse du
« pouls, fétidité de l'haleine qui s'exhale par la bouche et par le nez,
« pâleur universelle de la peau ; tous symptômes qui ne s'observent
« dans aucune autre espèce d'affection grave. »

Après lui, **Desnos, Peter, Béhier et Hardy, Jaccoud, Rilliet et
Barthez** ne font que répéter cette éloquente description.

Ils admettent que le croup peut compliquer cette angine, mais en général l'infection est trop rapide et le malade meurt avant que les
fausses membranes aient eu le temps d'envahir le larynx. Le pronostic
est en effet extrêmement sévère, puisque **Trousseau** dit : « De ces
angines survenant subitement aux neuvième et dixième jours de la
scarlatine, je ne me rappelle avoir vu guérir qu'une malade ».

Nous n'avons pu recueillir à l'hôpital Trousseau que dix observations
d'angines pseudo-membraneuses tardives de la scarlatine (voir le tableau page 38). Dans 2 de ces cas, l'angine est survenue au 9ᵉ jour de la
scarlatine, une fois elle s'est montrée au 10ᵉ jour, une fois au 12ᵉ, une
fois au 15ᵉ, une fois au 19ᵉ une fois au 21ᵉ, une fois au 28ᵃ, une fois
au 37ᵉ. Dans un cas (8ᵉ) la date du début de la scarlatine était restée
ignorée, l'angine était accompagnée d'une desquamation caractéristique.

Sur ces dix observations, trois seulement répondent au tableau classique de l'angine pseudo-membraneuse tardive. Dans le cas 5, la malade
est morte d'infection au bout de 9 jours, l'angine avait tout à fait l'aspect de la diphtérie toxique, et s'accompagnait de coryza pseudo-membraneux et de croup. Les cas 3 et 4 rappellent les angines diphtériques

graves, compliquées de croup. Les 2 enfants sont morts de broncho-pneumonie, le premier au bout de 20 jours, le second au bout de 8 jours. Dans le cas 9, l'angine compliquée de croup était complètement guérie, quand l'enfant est mort, après 2 mois, d'une néphrite. Dans les 6 autres cas, jamais l'angine ne s'est compliquée de croup, tous ces cas ont guéri et 3 d'entre eux (6, 7 et 8) se sont fait remarquer par la bénignité des symptômes.

En résumé, le croup s'est montré 4 fois et l'angine a guéri 7 fois sur 10. L'angine tardive, tout en restant grave, semble donc actuellement entraîner un pronostic moins sombre qu'on ne le pense généralement, elle peut même affecter une forme bénigne. L'isolement des malades, les soins antiseptiques constants, qu'on prend maintenant de la gorge des scarlatineux, expliqueront peut être cette atténuation indéniable de la toxicité des angines tardives.

ANGINES PSEUDO-MEMBRANEUSES TARDIVES

1	Th...	5 ans	Angine ps.-memb. au 15ᵉ jour d'une scarlatine.	Guérison.
2	V... Jules...	2 ans 1/2	Angine ps.-memb. au 9 jour d'une scarlatine.	Guérison (Varicelle).
3	V...	3 ans	Angine ps.-memb. suivie de croup au 10ᵉ jour d'une scarlatine.	Mort au bout de 20 jours (Br.-pneumonie).
4	B... Charles.	3 ans	Angine ps.-memb. suiv. de croup au 21ᵉ jour de la scarlatine.	Mort au bout de 8 jours (Br.-pneumonie).
5	L... Marie.	3 ans	Angine ps.-memb. tardive suivie de croup et de coryza ps. memb. au 9ᵉ jour de la scarlatine.	Mort au bout de 9 jours.
6	G... Hélène.	6 ans 1/2	Angine ps.-memb. bénigne au 12ᵉ jour de la scarlatine.	Guérison.
7	S... Lucien.	14 ans	Angine ps.-memb. bénigne au 19ᵉ jour de la scarlatine.	Guérison.
8	W... Marie.	3 ans 1/2	Angine bénigne. Début de la scarlatine ignoré.	Guérison (Otite suppurée).
9	B... M...	6 ans 1/2	Angine ps.-memb. suivie de croup au 37ᵉ jour de la scarlatine.	Mort au bout de 3 mois (Néphrite).
0	V... Henri.	3 ans	Angine ps.-memb. au 28ᵉ jour de la scarlatine.	Guérison.

III. — ANGINES GANGRENEUSES

On a décrit sous le nom de *forme gangreneuse* de l'angine scarlatineuse une des complications les plus redoutables de cette maladie. La gangrène du pharynx fut le symptôme capital des épidémies de scarlatine du siècle dernier. Actuellement elle est devenue extrêmement rare. Nous n'avons pas eu l'occasion d'en observer à l'hôpital Trousseau.

Cette angine est gangreneuse d'emblée ou survient à titre de complication de l'angine pseudo-membraneuse. Son apparition est insidieuse. Cependant l'adynamie, la prostration, ou bien le délire s'accentuent, les extrémités se refroidissent, le pouls devient petit et se ralentit (**Gubler**), mais si l'on n'examine pas la gorge, le début du sphacèle passe inaperçu. La douleur que provoque la déglutition est vive, mais elle peut manquer dans certains cas (**Rilliet et Barthez**). Les sécrétions buccales et nasales prennent une odeur fétide, irritent les narines et corrodent les lèvres. Dans l'épidémie décrite par **Fothergil**, leur virulence était telle qu'il avait suffi de déterger la bouche d'un enfant avec le doigt pour qu'il fut dépouillé de son épiderme ! Mais le symptôme caractéristique de la gangrène du pharynx, c'est l'odeur gangreneuse, fécaloïde de l'haleine. L'engorgement des ganglions sous-maxillaires est toujours très marqué. En examinant la gorge, on y voit des plaques gangreneuses, arrondies, gris noirâtres ; tellement déprimées, que la muqueuse violacée, œdématiée, qui les entoure forme un bord irrégulier, taillé à pic autour d'elles. Ces plaques ne tardent pas à se rejoindre et à recouvrir tout le fond de la gorge.

Si l'état général du malade laisse à l'eschare le temps de se détacher, de profondes pertes de substances déterminent parfois des perforations du voile du palais, succèdant aux plaques gangreneuses qui s'éliminent. La terminaison est presque toujours fatale.

ANGINE SCARLATINEUSE SANS EXANTHÈME

Bien que **Grisolle** mette en doute cette forme fruste de la scarlatine, pensant qu'il y a toujours une éruption incomplète qui a passé inaperçue, elle est généralement admise aujourd'hui.

Huxham, **Withering**, au siècle dernier, en ont cité des cas indéniables. On en trouve encore des observations rapportées par **Trous-**

seau (1), **Graves** (2), **Noirot, Niemeyer, Elie Gintrac** (3), **Taupin** (4), **Dudlez, P. Allen** (5).

Il est bien difficile, en dehors d'un milieu épidémique, de reconnaitre la nature de l'angine scarlatineuse, si elle ne s'accompagne pas d'une éruption. Les signes de l'angine peuvent être cependant assez caractéristiques pour permettre au moins de soupçonner sa nature. **Huxham** signale une très grande démangeaison et une desquamation de la peau, malgré l'absence d'exanthème. Un des meilleurs signes, mais qu'il faut chercher, survient vers le 3e ou 4e jour de la maladie. La langue dont la face supérieure était jusque-là très blanche se dépouille et prend une teinte rouge vif uniforme. L'anasarque enfin vient quelquefois confirmer le diagnostic encore hésitant.

Cette scarlatine fruste peut se montrer dans les formes malignes de la maladie ou dans sa forme angineuse. Mais souvent elle reste très bénigne, sans cesser d'être aussi contagieuse que les scarlatines les plus graves.

Lasègue fait remarquer qu'elle est beaucoup plus fréquente chez l'adulte que chez l'enfant. Nous n'avons pu en observer aucun fait certain.

Arrivés au terme de cette description clinique, voyons quels sont les enseignements que nous pouvons en tirer. D'abord l'angine survient-elle à titre de complication de la scarlatine comme le veulent **Rilliet et Barthez**, ou à titre de symptôme faisant partie intégrante de la maladie ? Le seul argument qui puisse trancher cette question et établir qu'il faut plutôt considérer l'angine comme une complication, c'est qu'elle peut faire absolument défaut. Mais le fait est tout à fait exceptionnel, d'ailleurs l'éruption elle-même peut manquer et cependant personne ne niera qu'elle ne constitue un élément même de la scarlatine. On voit donc que la clinique ne peut suffire à résoudre cette question.

Il est un autre point à élucider bien plus important que le précédent

(1) TROUSSEAU. *Leçons cliniq.*, t. I, 2e édit., 1865, p. 113.
(2) GRAVES. *Clin. méd.*, t. I, 3e édit., 1871, p. 426 et 453.
(3) GINTRAC. *Traité théorique et pratique de path. int.*, t. IV, p. 342.
(4) TAUPIN. *Essai sur la scarlatine sans exanthème.* Th. de Paris, 1839, no 266, p. 11 et suivantes.
(5) DUDLEZ, P. ALLEN. *Boston med. and surg. Journ.*, 16 oct. 1879.

de par ses conséquences pratiques. L'angine pseudo-membraneuse de la scarlatine est-elle de nature diphtérique? Ici il faut faire une distinction. Il n'est guère d'auteurs qui ne reconnaissent que l'angine tardive avec son appareil symptomatique, sa marche, ses complications ne soit réellement une angine diphtérique. Mais il n'en est plus de même pour l'angine précoce. Peut-être une discussion des arguments invoqués pourra-t-elle nous donner une présomption sinon une certitude.

Depuis **Bretonneau** et **Trousseau**, voici les faits qu'on a mis en avant pour distinguer l'angine pseudo-membraneuse précoce de la scarlatine de l'angine diphtérique :

1o Au début de la scarlatine les fausses membranes ont une coloration blanche éclatante et non grisâtre comme dans la diphtérie, elles sont friables, s'émiettent pour ainsi dire lorsqu'on essaie de les arracher et ne s'enlèvent pas en larges lambeaux.

Ce fait est vrai pour les angines pseudo-membraneuses au 1er ou 2e jour de leur apparition, il cesse de l'être ensuite. Il suffit de jeter un coup d'œil sur nos observations pour s'en convaincre.

2o Le voile du palais, la luette ne sont envahis que dans la diphtérie (1).

A ce compte-là il faut cliniquement considérer l'angine pseudo-membraneuse précoce, comme réellement diphtérique dans la plupart des cas.

3o L'angine scarlatineuse provoque la nécrose des muqueuses qu'elle atteint, et l'ulcération accompagne souvent la formation pseudo-membraneuse.

On peut répondre à cela que l'ulcération des amygdales peut compliquer, à titre exceptionnel, il est vrai, l'angine diphtérique primitive. Nous en avons observé 2 cas indéniables, dont l'un s'est compliqué de croup. Il est d'ailleurs assez difficile de constater toujours ces ulcérations.

4o Cette forme d'angine ne se complique pas de croup.

Les fausses membranes atteignent rarement le larynx, il est vrai ; cependant nous avons pu aisément trouver quelques cas de croup au début de la scarlatine.

5o Les adénopathies sous-maxillaires peuvent se terminer par suppuration.

Mais n'en est-il pas de même parfois dans la diphtérie ?

(1) J. SIMON. Diagnostic et pronostic de la diphtérie. *Semaine méd.*, 27 juin 1885, p. 133, et *Nouvelles études sur la diphtérie*, 1889, p. 33.

6° L'albuminurie est plus rare que dans l'angine diphtérique.

Cela est certain et cependant il arrive assez souvent qu'il y ait un léger degré d'albuminurie au début d'une scarlatine.

7° On ne constate jamais de paralysie à la suite de l'angine pseudo-membraneuse précoce.

Nous en avons cependant rapporté plus haut un cas.

8° L'état général est beaucoup moins atteint que dans la diphtérie, le teint beaucoup moins pâle, la dépression des forces beaucoup moins marquée.

Voilà certainement un des meilleurs arguments en faveur de l'auto-nomie de l'angine scarlatineuse, et pourtant il existe des diphtéries bé-nignes qui évoluent sans que la santé des malades paraisse fortement atteinte.

9° La faible mortalité de l'angine scarlatineuse comparée aux lugu-bres statistiques de la diphtérie, est un argument, qu'il nous semble difficile de détruire.

10° Il en est de même de ce fait, que bien souvent on a vu la scarla-tine se compliquer d'angines pseudo-membraneuses dans des pays où la diphtérie n'avait jamais été constatée. Dans le milieu de l'année 1889, lorsqu'on inaugura, à l'hôpital Trousseau le pavillon neuf d'isolement de la scarlatine, on ne fut pas peu surpris de voir, quelques jours après, des angines pseudo-membraneuses survenir chez les scarlatineux, alors qu'aucune raison ne permettait d'admettre que ce pavillon eut été infecté par la diphtérie.

11° De même on a remarqué depuis longtemps que ces angines ne transmettent pas la diphtérie. M. **Sevestre** dit, en propres termes : « Je n'ai jamais eu à me repentir d'avoir gardé dans les salles des « scarlatineux, les enfants qui en étaient atteints. Dans les premiers « mois que je passai à l'hospice des Enfants-Assistés, j'eus à traiter « plusieurs cas de cette variété d'angine scarlatineuse et suivant les « errements de mes prédécesseurs, je les fis passer au service de la « diphtérie, qui se trouvait alors installé dans une salle infectée de « longue date.

« Ces enfants furent pris au bout de quelques jours de phénomènes « infectieux et ne tardèrent pas à succomber. Plus tard, ayant eu l'occa-« sion d'observer quelques autres cas, au moment où l'installation du « nouveau pavillon de la diphtérie permettait de les isoler, je remar-« quai que ces enfants guérissaient très simplement et je pensai que

« s'il existait entre ces deux séries de cas des différences aussi tran-
« chées, cela pouvait tenir à ce que les premiers malades, transportés
« dans un service où se trouvaient déjà des cas de diphtérie, y avaient
« pris le germe de cette maladie. Je résolus alors de laisser dans la
» salle des scarlatineux les cas que je désigne sous le nom d'angine
« précoce pseudo-diphtérique, et j'eus la satisfaction de les voir guérir. »

Depuis le commencement de l'année 1890, nous n'avons pas pu constater au pavillon de la scarlatine de l'hôpital Trousseau un seul cas
d'angine diphtérique qu'on pût attribuer à une contagion intérieure,
bien qu'on y ait conservé presque tous les enfants atteints d'angines
pseudo-membraneuses précoces.

En résumé, nous croyons que les derniers arguments sont sans répli-
que et que l'on peut admettre, au nom de la clinique, que les angines
pseudo-membraneuses précoces de la scarlatine sont presque toujours
indépendantes de la diphtérie, bien qu'un diagnostic différentiel, basé
sur les caractères objectifs, soit *absolument impossible*. Il faut cependant faire une réserve qu'imposent les cas qui se compliquent de croup
ou de paralysie.

Quant aux angines tardives, il est bien probable qu'elles sont diphtériques. Néanmoins quelques cas très bénins laissent des doutes sur leur
nature.

C'est à la bactériologie de poser des conclusions certaines.

RECHERCHES BACTÉRIOLOGIQUES

Historique

L'histoire bactériologique de l'*angine érythémateuse* de la scarlatine est courte.

Dans un cas de scarlatine avec amygdalite folliculaire vulgaire, suivie de mort, MM. **Fraenkel** et **Freudenberg** (1), obtinrent des cultures pures de streptocoques identiques au streptococcus pyogenes en ensemençant des fragments des organes suivants (ganglions sous-maxillaires, rate, reins et foie). Ils pensent qu'il s'agit là d'une infection secondaire.

M. **Hofmann** (2), dans 19 cas de scarlatine, trouva 6 fois dans la gorge le pseudo-bacille de Loeffler.

M. **Zarniko** (3), après ensemencement sur sérum du mucus des amygdales de 3 scarlatineux atteints d'angine érythémateuse, constata qu'il ne poussa aucune colonie de bacille de Loeffler.

M. **Kurth** (4) a isolé un micrococque en chaînette du mucus des amygdales d'un scarlatineux au 9e jour.

En revanche, à propos des angines pseudo-membraneuses de la scarlatine, nous trouvons bon nombre de documents de valeur différente. Avant d'en aborder l'énumération, rappelons en quelques mots la série des travaux qui paraissent avoir consacré la spécificité du bacille de la diphtérie.

Ce bacille morphologiquement étudié, en 1883 par M. **Klebs** (5) a été isolé et cultivé par M. **Loeffler** (6), qui en a étudié les effets d'inoculation sur les animaux. Ses beaux travaux servent encore de base aux recher-

(1) FRAENKEL et FREUDENBERG. *Centralbl. für klinische medicin*, 1885.

(2) HOFMANN. *Tagebl. d. 60 Versamml. Deutscher Naturf. und Arzte in Wiesbaden*, 1886, p. 119, et *Wiener med. Wochenschrift*, 1888.

(3) ZARNIKO. *Beitrag zur kentniss des Diphterie bacillus*. Th. KIEL, 1889, p. 34.

(4) KURTH, *Berlin. klin. Woch.*, n° 45, 1889.

(5) KLEBS. *Corresp. Bl. f. schweiz. Atrze*, 1er août 1883.

(6) LOEFFLER. *Mittheilungen aus den Kaiserl. gesundheitsamte*, vol. II, 1884, p. 42. *Centralbl. f. Bact.*, vol. II, p. 105, 1887. *Deutsche militarärztliche Zeitschrift*, t. XXI, 1887, p. 353.

ches les plus récentes sur la diphtérie. Il subsistait quelques doutes à
propos de la spécificité de ce bacille, mais ils ont été levés par les remar-
quables monographies que MM. **Roux** et **Yersin** (1) ont publiées dans
les Annales de l'Institut Pasteur depuis 1888.

Signalons encore les travaux confirmatifs de M. **Darier** (2), de
M. **Babès** (3), de M. **d'Espine** (4), de M. **Soerensen** (5), de MM. **Kolisko**
et **Paltauf** (6), de M. **Zarniko** (7), de M. **Ortmann** (8), de M. **Spronck**
d'Utrecht (9), etc.

Le bacille de Klebs-Loeffler se retrouve constamment dans les fausses
membranes des diphtériques et il est admis qu'il en est l'organisme
spécifique, malgré les doutes de M. **Hofmann** (10) malgré le rôle que
MM. **Baumgarten** (11) et **Prudden** (12) veulent faire jouer au streptocoque, malgré les résultats contradictoires de M. **Klein** (13).

Passons maintenant en revue les recherches bactériologiques qui son
particulières aux angines pseudo-membraneuses de la scarlatine.

MM. **Wood** et **Formade** (14) M. **Demme** de Berne (15) décrivent dans
les fausses membranes de cette variété d'angine des micrococques qu'ils
n'ont pas cultivés.

MM. **Loeffler** (16) sur 5 cas d'angines scarlatineuses pseudo-membraneuses ne trouve le bacille de Klebs que dans un des cas. Dans les autres
cas les fausses membranes ne renfermaient qu'un micrococque en chaînettes très voisin de celui de l'érysipèle. Il l'a isolé, cultivé et inoculé à

(1) ROUX et YERSIN. *Annales de l'Institut Pasteur*, 1883, n° 12 ; 1889, n° 6 ;
1890, n° 7.
(2) DARIER. *Société biologie*, nov. 1885, et Th. Paris, 1886.
(3) BABÈS. *Progrès médical.* 1886, n° 8 et *Arch. f. pathol. Anat. u. Physiol.*
Bd CXX, Heft 3.
(4) D'ESPINE. *Revue méd. de la Suisse Romande*, 1886, p. 584 ; 1888, p. 49 ;
1889, n° 1 ; 1890, p. 34.
(5) SÖRENSEN. *Nord. med. Ark.* Bd XVIII, 1886, n° 25.
(6) KOLISKO et PALTAUF. *Centralbl. f. Bact.* t. V, n° 22, 24 mai 1889 et *Wiener
med. Wochenschrift*, 1889, n° 8.
(7) ZARNIKO. *Loc. cit.* et *Centralbl. f. Bact.*, t, VI, 1889.
(8) ORTMANN. *Berl. klin. Wochenschr.*, 1889, n° 10.
(9) SPRONCK d'Utrecht. *Comptes rendus Ac. des sc.*, août 1889.
(10) HOFMANN. *Wiener med. Wochenschrift*, 1888, n°s 3 et 4.
(11) BAUMGARTEN. *Lehrbuch der pathologischen mycologie*, 1888.
(12) PRUDDEN. *Am. Journ. of med. sc.*, juin 1889.
(13) KLEIN. *Centralbl. f. Bact.*, 1890.
(14) WOOD et FORMADE. *Nation. Board of Health bulletin.* London, 1881.
(15) DEMME. *Arch. für kinderheilkunde*, 1882.
(16) LÖFFLER. *Loc. cit.*

des animaux. Il faut ajouter qu'il n'avait également trouvé que des streptocoques dans un certain nombre des angines diphtériques, qu'il avait étudiées dans ce mémoire.

Chez un enfant atteint de diphtérie scarlatineuse, de diphtérie cutanée, et d'arthrites purulentes. MM. **Heubner** et **Bahrdt** (1) ont coloré dans les fausses membranes cutanées, dans le sang et dans le pus, des microcoques en chaînettes, semblables à ceux que **Loeffler** avait décrits dans la diphtérie de la scarlatine. Ils rappellent qu'en inoculant ce micro-organisme dans le sang d'animaux, **Loeffler** avait provoqué des arthrites, dans lesquelles on retrouvait les cocci. Ils assimilent le fait clinique qu'ils rapportent à ces faits expérimentaux. Remarquons qu'ils n'ont pas fait d'examen bactériologique des fausses membranes de la gorge, et qu'ils n'ont pas isolé les micro-organismes, qu'ils ont trouvé dans les coupes, par des cultures (Voir obs. XIX).

MM. **Fraenkel** et **Freudenberg** (2) rapportent 2 cas de scarlatine compliquée d'angine pseudo-membraneuse. Les 2 fois la mort survint en pleine éruption. Dans l'un de ces cas il s'agissait d'une fillette de 13 ans, morte au 7e jour de la maladie avec une angine diphtérique grave accompagnée d'engorgement secondaire des ganglions du cou. Dans l'autre cas était survenue une angine diphtérique avec ulcération des amygdales et du larynx. Les ganglions sous-maxillaires, la rate, les reins, le foie donnèrent des cultures de streptocoques identiques au streptococcus pyogenes. Dans le premier cas, ces cultures étaient pures, dans le second, pour lequel les organes n'avaient pas pu être conservés à l'abri des impuretés, on y constatait d'autres organismes, mais les colonies de streptocoques y étaient de beaucoup les plus abondantes. Bien qu'ils n'eussent pas fait d'examen bactériologique de la gorge, ces auteurs admettent que là était le point de départ de cette infection secondaire.

M. **Heubner** (3) en rapportant une épidémie de Leipzig décrit dans les fausses membranes diphtériques de la scarlatine des microcoques et des bâtonnets qu'il s'est contenté de colorer.

M. **Babès** (4) au cours d'une communication à la Société anatomique

(1) HEUBNER et BAHRDT. Zur kentnisser galenkeiterungen bei scharlach. *Berliner klinische Wochenschrift*, 1884.
(2) FRAENKEL et FREUDENBERG. *Loc. cit.*
(3) HEUBNER. *Münchner. med. Wochenschrift*, 1886, n° 9.
(4) BABÈS. *Loc. cit.*

B. 4

dit incidemment qu'il a trouvé le bacille de Loeffler associé à des streptocoques dans un cas de diphtérie post-scarlatineuse, dont il ne donne
pas l'observation.

Dans une communication à la Société de médecine interne de Berlin
(séance du 6 juin 1887). M. **A. Fraenkel** (1) cite 2 cas de mort au cours
de scarlatines graves compliquées de diphtérie : le premier cas s'accompagnait d'une pleurésie à streptocoques ; le second d'endocardite et de
broncho-pneumonie avec des streptocoques dans tous les organes.
D'après lui, la diphtérie de la scarlatine, de la variole et de la fièvre
typhoïde, serait due au streptocoque. Les fausses membranes n'ont été
ni examinées, ni ensemencées.

Dans un travail de recherches bactériologiques sur les infections
secondaires dans la scarlatine, Mᵐᵉ **Marie Raskin** (2) a constaté constamment des streptocoques dans les fausses membranes de 3 diphtéries
précoces dans la scarlatine, elle n'y signale pas le bacille de Loeffler ;
d'ailleurs elle n'a pas fait d'ensemencement sur sérum.

Parmi les 24 cas de diphtérie examinés par M. **Prudden** (3), il se
trouve 3 cas d'angines scarlatineuses dont les fausses membranes ne
donnèrent que des streptocoques et des staphylocoques dorés en cultures sur plaques. Il est vrai que dans aucun des 24 cas l'auteur n'a
trouvé de bacille de Loeffler ; il ne faisait pas usage du sérum.

MM. **Roux** et **Yersin** (4) ne citent pas dans leurs mémoires de cas de
diphtérie scarlatineuse.

Dans un très court article, MM. **Kolisko** et **Paltauf** (5) disent que
dans 50 cas de diphtérie ils ont toujours trouvé le bacille de Loeffler,
tandis qu'ils ne l'ont jamais rencontré dans les angines de la scarlatine,
ni de la rougeole. Ils ne donnent pas de détail.

Sur 13 cas d'angines pseudo-membraneuses de la scarlatine
Sörensen (6) sur des coupes d'amygdales n'a pas trouvé de bacilles de
Loeffler, mais seulement des amas de micrococci.

En janvier 1889 au Congrès de médecine de Saint-Pétersbourg,
MM. **Wyssokowitch** et **Tchernaïeff** ont soutenu que l'angine pseudo-

(1) A. FRAENKEL. *Berlin. klin. Woch.*, 27 juin 1887.
((MARIE RASKIN. *Wratsch*, 1888, nᵒˢ 37-44.
(3) PRUDDEN. *Loc. cit.*
(4) ROUX et YERSIN. *Loc. cit.*
(5) KOLISKO et PALTAUF. *Wien. med. Wochenschr.*, 1889, nᵒ 8.
(6) SÖRENSEN. *Om scarlatenadifteris* Hosp. Eid. Kjobenth., 1889, 3 R. 1370-1373.

membraneuse du début de la scarlatine n'était pas de nature diphtérique.

M. **Heubner** (1) dans ses leçons et son élève M. **Lenhartz** (2), dans un mémoire qu'accompagne une observation, fort intéressante (Voir obs. XXIII) soutiennent la même opinion, qu'ils confirment par des examens bactériologiques.

MM. d'**Espine** et de **Marignac** (3) ont examiné un cas d'angine scarlatineuse précoce. Les ensemencements sur sérum n'ont pas donné de bacilles de Loeffler, il n'a poussé que des colonies de streptocoques.

En collaboration avec M. **R. Wurtz** (4), nous avons réuni 11 cas d'angines pseudo-membraneuses chez des scarlatineux. Dans 9 cas d'angines précoces, le bacille de Klebs, recherché par la méthode des ensemencements sur sérum préconisée par **Loeffler** ainsi que **Roux** et **Yersin**, a toujours fait défaut. Dans 2 cas d'angines tardives, nous l'avons au contraire constaté. Le seul microbe pathogène qui se trouvât constamment dans les fausses membranes des angines précoces, était un streptocoque, très analogue à celui de l'érysipèle et pouvant produire expérimentalement des exsudats pseudo-membraneux sur la muqueuse du bec des pigeons.

On voit en somme que plusieurs des travaux que nous venons d'analyser sont notoirement insuffisants. Manque de précision, pénurie des faits, insuffisance de moyens de recherches, absence de confirmations expérimentales ; tels sont les défauts qu'ils présentent pour la plupart. Cependant grâce aux 5 faits bien étudiés de Loeffler, grâce aussi à quelques-uns des travaux plus récents, la question commence à s'éclaircir.

Avant d'exposer la méthode de recherches que nous avons adoptée, et les observations qui nous sont personnelles, il nous a paru bon de relater les observations accompagnées d'examen bactériologique que nous avons pu trouver dans les différentes monographies traitant de la scarlatine ou de la diphtérie. Il ne s'agit dans tous ces cas que d'angines pseudo-membraneuses.

(1) HEUBNER. *Sammlung klin. Vortr.*, etc. Leipzig, 1888, n° 322, p. 2920 et suiv.
(2) LENHARTZ. *Iahrbuch für Kinderheilkunde.* Bd XXVIII, Heft 3 n° 4, p. 290.
(3) D'ESPINE et de MARIGNAC. *Rev. méd. de la Suisse Romande*, n° 1, 1890.
(4) WURTZ ET BOURGES. *Arch. de méd. expér.*, 1er mai 1890, n° 3, p. 341.

OBSERVATIONS RECUEILLIES DANS LA LITTÉRATURE MÉDICALE

Obs. XIV. — Löffler. *Mittheilungen aus den kaiserl. gesundheitsamte*, vol. II, 1884, p. 42.

Garçonnet de six ans, mort après neuf jours de maladie. Diagnostic : scarlatine, diphtérie, otite purulente double, pneumonie double, fausse membrane diphtérique sur les deux amygdales ; enduit sur le voile du palais. Pas de fausses membranes dans le larynx, ni dans la trachée. Rien au cœur, lobes inférieurs et supérieurs du poumon droit hépatisés ; lobe moyen perméable. Poumon gauche hépatisé à la partie inférieure du lobe inférieur. Reins pâles et normaux. Lobulation du foie nette.

Avec l'objectif à immersion de Zeiss 1/12, on voit sur les coupes des amygdales, dans les couches superficielles, des bactéries innombrables, bâtonnets et microcoques. (Les streptocoques ont été isolés, cultivés et inoculés aux animaux dans ce cas.)

Obs. XV. — *Ibidem.*

Enfant de six ans, malade depuis 8 jours de scarlatine avec diphtérie pharyngée. *Autopsie* : Amygdales gangreneuses, luette couverte d'un petit enduit mince et adhérent. Pas de fausses membranes dans la trachée, rien de particulier dans les viscères. Les coupes de la luette montrent des amas de streptocoques partant des couches superficielles et pénétrant dans l'épaisseur de la muqueuse. Ces amas de microcoques sont entourés d'une zone étroite non colorée.

Sur les coupes des amygdales on constate la nécrose du tissu de l'amygdale ; amas considérables de streptocoques qui pénètrent dans le parenchyme de la glande. Dans les viscères les capillaires sont partout remplis des mêmes microcoques. (Les streptocoques ont été isolés, cultivés et inoculés aux animaux dans ce cas.)

Obs. XVI. — *Ibidem.*

Diphtérie post-scarlatineuse. — Coupe des amygdales. A la place de l'épithélium on voit çà et là une mince fausse membrane où se voient des amas épars de treptocoques qui pénètrent également dans la muqueuse infiltrée de cellules.

Les amas les plus épais sont entourés d'une zone étroite incolore. Dans les ymphatiques, amas épais des mêmes microcoques.

Obs. VII. — *Ibidem.*

Enfant de 16 ans, mort de scarlatine avec diphtérie. Coupe des tonsilles : tissu infiltré de cellules, épithélium conservé le plus souvent. Là où il manque dans les cryptes, les amas de microcoques pénétrent dans le parenchyme entouré d'une zone mince et non colorée. Coupes des poumons : alvéoles remplies d'hématies. d'épithélium et de fibrine ; riche exsudat sanguin dans le tissu interstitiel ; congestion des capillaires. En certains points on trouve dans les alvéoles et les parois de courtes chaînettes de microcoques, isolées ou en groupe. Çà et là. dans les alvéoles, un bacille de la putréfaction isolé. Rien ailleurs.

Obs. XVIII. — *Ibidem.*

Fillette, âgée de cinq ans et cinq mois, tomba malade de scarlatine à laquelle s'ajouta au bout de quelques jours la diphtérie. Au 10e jour enduit diphtérique dans le pharynx. Elle mourut avec de l'anasarque au 18e jour. Croup et trachéotomie.
Autopsie : Sur la partie postérieure du pharynx et du voile du palais, fausses membranes gris jaunâtre ainsi que sur la muqueuse du larynx, assez minces sur la trachée. Le poumon gauche est adhérent à la paroi thoracique dans la plus grande partie. Rien de particulier à la coupe. Les ganglions bronchiques sont gonflés et caséeux. Rien au cœur ni au poumon droit. Les reins sont gros. La couche corticale est épaissie. Rate doublée de volume, pulpe molle, rouge foncé. Foie rouge. Sur les coupes des amygdales streptocoques isolés ou en amas pénétrant dans la muqueuse. Dans la partie supérieure des fausses membranes des microques de différentes grosseurs ; aussi bien que différentes espèces de bâtonnets.
Dans les parties les plus profondes, amas des bacilles courts décrits par Klebs, ils ne pénétrent pas le parenchyme. De même dans les fausses membranes de l'épiglotte.
Au niveau de l'incision de la trachéotomie périchondrite et bacilles longs, fins, ondulés ainsi que des tas de microcoques. Les pseudo-membranes de la trachée contiennent dans la profondeur en différents points des streptocoques pénétrant superficiellement le tissu. Pas de bactéries dans les autres viscères, ni dans les vaisseaux, ni dans les lymphatiques.

Obs. XIX. — Heubner et Bahrdt. *Zur kentnisser galenkeiterungen bei Scharlach. Berlin. kl. Wochenschr.,* 1884.

Wilhelm L..., 14 ans, tombe malade le 20 mai 1884. Fièvre et vomissements. Angine rouge.
Le 21. Eruption de scarlatine.

Le 23. Fausses membranes épaisses, gris jaunâtre sur les deux amygdales. Fortes adénopathies sous-maxillaires. Pas d'albumine.

Le 24. Extension des fausses membranes. Haleine fétide.

Le 26. Plaque de diphtérie cutanée au périnée et à la cuisse gauche.

Le 27. Gonflement et douleurs des articulations des doigts de la main gauche et du genou droit.

Le 28. Douleurs et gonflement du genou gauche.

Le 29. Articulations prises, très rouges et douloureuses. Les amygdales sont détergées. Les adénopathies ont disparu à gauche, diminué à droite. Les irrigations nasales nettoient bien le nez, qui avait été envahi par les fausses membranes.

Le 30. La main gauche et le coude droit se prennent. Délire.

Le 31. Augmentation de la matité hépatique et splénique. Les bruits du cœur deviennent sourds.

2 juin. Dyspnée. Œdème des membres inférieurs. Un peu d'albuminurie. Les douleurs articulaires persistent.

Le 3. Léger frottement péricardique.

Le 5. Décès dans l'après-midi.

Autopsie : 16 heures après la mort. En arrière et au-dessous de l'amygdale droite, infiltration purulente s'étendant en arrière du pharynx et atteignant la veine jugulaire droite qui était obstruée par un thrombus endophlébitique. Petits infarctus au lobe inférieur du poumon droit. Œdème pulmonaire aux bases et bronchite. Péricardite sèche, fibrineuse. Dilatation du cœur, augmentation de volume considérable de la rate. Des 2 côtés reins de néphrite aiguë. On ouvrit l'articulation phalangienne des 2 dernières phalanges de l'annulaire et le genou du côté gauche, qui contenaient du pus avec érosion des cartilages.

Pendant l'autopsie on fit des frottis de lamelles avec du pus des articulations de l'exsudat péricardique et du sang de la veine cave inférieure. Déjà pendant la vie on avait enlevé des fausses membranes de la diphtérie cutanée survenue au 7e jour de la maladie. La partie la plus superficielle des coupes colorées au bleu de méthyline montrait une grande quantité de streptocoques qui diminuaient à mesure qu'on pénétrait dans la profondeur.

On trouva après la mort des microcoques en chaînettes dans le pus de l'abcès rétro-pharyngien, dans le sang et dans le pus des articulations.

Obs. XX. — Marie Raskin. *Wratsch.*, 1888, nos 37-44. *Lymphadénite phlegmoneuse. Diphtérie.*

U. B..., 10 ans, tombée malade le 10 octobre 1887, vomissements, mal de gorge, le lendemain éruption sur la partie supérieure du tronc. Entrée à l'hôpital le 15 octobre. T. 40°. P. 130. Rougeur de la gorge sur les deux amygdales, des dépôts épais gris jaunâtre, à droite, ils s'étendent sur le voile du palais.

Les ganglions sous-maxillaires de chaque côté sont augmentés de volume. Ils sont douloureux à droite. La langue est chargée ; sur le cou, le tronc et les parties internes des bras et des cuisses, l'éruption est très rouge. L'état général est bon. Les ensemencements de sang sur gélatine ne donnent rien. Après avoir fait laver la bouche et la gorge avec de l'eau boriquée à 3/100, on enlève les fausses membranes et on en fait des préparations microscopiques, on colore ces préparations avec une solution aqueuse de violet de gentiane à 2/100.

Au microscope, on voit : des chaînettes courtes de 4 à 8 articles et des masses de cocci en chaînette.

16 octobre. Le dépôt sur les amygdales diminue. Les ganglions sous-maxillaires droits augmentent de volume. L'éruption est généralisée. Les ensemencements de sang ne donnent rien.

Le 20. Desquamation. La gorge est presque nettoyée. Fluctuation dans les ganglions enflammés.

Le 24. On ouvre l'abcès. Le pus donne des cultures de cocci en chaînettes. Le lendemain tout le côté droit de la face est enflé ; mais cet œdème ne dure pas longtemps. Guérison.

Obs. XXI. — (Ibidem). Laryngotrachéite membraneuse.

N. J..., 5 ans, entrée à l'hôpital, le 3 avril, température très élevée, aphonie, grosse toux coqueluchoïde, éruption sur le corps et les membres.

4 avril. T. 40°. P. 130. Rougeur diffuse de la gorge ; pas de dépôt sur les amygdales. Les ganglions sous-maxillaires sont enflammés et douloureux. L'éruption commence à pâlir, aphonie, toux coqueluchoïde, respiration stertoreuse. Dans les deux poumons, respiration rude, râles secs.

Après avoir désinfecté la bouche et la gorge, le malade rend une fausse membrane que l'on reçoit directement dans une éprouvette stérilisée. Les préparations microscopiques de cette fausse membrane, colorées avec une solution de violet de gentiane à 2 0/0 donnent une quantité de chaînettes de 4, 6 à 8 cocci. Les ensemencements de cette fausse membrane sur gélatine donnent deux espèces de colonies : 1° des colonies de cocci en chaînettes ; 2° de toutes petites colonies qui, à un grossissement faible, (Seibert, objectif II, oculaire III), paraissent gris clair, à bords mal limités. Les cultures donnent sous le microscope des petites chaînettes droites ou curvilignes de 6 cocci. La plupart de ces chaînettes s'entre-croisent perpendiculairement. Les cocci isolés sont petits, ronds, se colorent mal par l'aniline.

Dans un tube de gélose à 37°, les colonies poussent dans les deux premiers jours, le long du point d'ensemencement sous forme d'une mince traînée grise. Cette traînée paraît être formée de petits grains ; 3 à 4 jours après, des petits grains semblables apparaissent sur la surface de la gélatine, puis ils augmentent de volume et se confondent. A la température ordinaire, on n'obtient pas de culture. Le bouillon ensemencé devient trouble et bientôt il s'y forme un dépôt. Les chaînettes obtenues ainsi, sont semblables à celles qu'on obtient sur gélose. La malade est morte dans la nuit du 4 au 5 avril, après une trachéotomie.

A l'autopsie, faite vingt-cinq heures après la mort, on trouve que la muqueuse de la gorge est hyperhémiée et sans épithélium.

Les cartilages du larynx sont ramollis, ils ont perdu leur élasticité. Les ganglions sous-maxillaires augmentés de volume sont le siège d'une inflammation aiguë, on y voit de place en place des noyaux caséeux. Les bronches de petit calibre sont remplies de pus, plusieurs d'entre elles renferment des fausses membranes. Les parties supérieures des poumons sont hépatisées, les ouvertures des toutes petites bronches sont oblitérées par ces fausses membranes. En comprimant les poumons on en fait sortir un liquide trouble. Le foie est augmenté de volume, il présente une dégénérescence graisseuse. La rate est ramollie. Les plaques de Peyer sont augmentées de volume. Rien dans le cœur. Le suc des reins, du foie, de la rate, des ganglions sous-maxillaires a servi à faire des cultures sur sérum et dans la gélatine. Le suc des ganglions a donné des cocci en chaînettes. Celui des poumons a donné en dehors des cocci en chaînettes, des petits cocci mentionnés plus haut. Les coupes des organes colorées par la méthode de Löffler ont montré que : la muqueuse et le tissu cellulaire sous-cutané du larynx sont remplis de coccus grands, ovalaires, disposés en 2 ou 4 rangées. Ces microcoques remplissent également les lymphatiques où ils sont disposés de la même façon, massés en groupes, desquels partent des chaînettes de 3 à 4 articles.

Dans le poumon, même aspect. Les cultures faites avec le suc du foie, des reins et de la rate n'ont rien donné.

Obs. XXII. — (*Ibidem*). *Diphtérie. Écoulement de l'oreille*

A. J..., entrée à l'hôpital le 2 avril ; le dos et la poitrine sont recouverts d'une concrétion épaisse. La gorge est un peu rouge, sur les deux amygdales des petits îlots blanc jaunâtre. Petits ganglions sous-maxillaires. T. 40°. P. 140. L'examen du sang ne donne rien.

Le 3 avril l'éruption envahit les membres. Sur les deux amygdales et sur les piliers, des fausses membranes épaisses. Un ganglion sous-maxillaire droit augmente, il est douloureux. T. 39°, 39°,2. P. 120.

Le 4 avril, l'éruption pâlit. Desquamation sur la nuque. Les fausses membranes se trouvent maintenant sur la paroi postérieure du pharynx. Écoulement purulent par les deux oreilles. Perforation de la membrane du tympan droit. Cet écoulement donne des cocci en chaînettes et du staphylococcus pyogenes albus.

Le 5 avril. L'éruption a disparu. T. 39°, le pharynx est nettoyé ; mais les amygdales et les piliers sont couverts de pellicules sales que l'on enlève difficilement.

Le 6. Le pharynx ne présente plus rien. Les ganglions augmentent, l'écoulement des oreilles également. Après avoir fait laver la bouche à l'eau boriquée, on enlève une fausse membrane avec laquelle on fait des cultures sur gélose et des préparations. Ces dernières donnent beaucoup de chaînettes courtes de 4 à 8 articles de place en place des cocci disposés en petits groupes ou en deux.

Dans les tubes on voit le lendemain trois espèces de colonies : 1° des colonies grandes, rondes, blanc jaunâtre ; 2° des colonies plus petites qui paraissent brun foncé à un faible grossissement presque noires, à bords très irréguliers ;

3° des colonies de cocci en chaînettes. La malade est morte avec des symptômes de pyohémie.

On n'a pas pu faire l'autopsie.

OBS. XXIII. — LENHARTZ. *Jahrbuch für Kinderheilkunde und physiche Erziehung.* Leipzig, 1888. Bd XXVIII. Heft 3 à 4, p. 296.

Rich. T..., âgé de 6 ans, tomba malade avec 3 autres frères et sœurs dans la nuit du 20-21 janvier 1888, avec une forte fièvre qui continua le lendemain.

21 janvier : matin 40°,3, soir 39°,7. Enfant assez débile, bouffi. Pas de traces d'exanthème, amygdales très larges, spongieuses, couvertes à leur surface d'enduit folliculaire.

Le 22. Matin 40°,5, soir 40°,5. Apparition de l'exanthème. Pas d'albumine dans l'urine. Cravate de glace. Bains tièdes à 26°, puis refroidis progressivement. On injecte dans chaque amygdale 5 décigr. d'une solution de phénol à 3 0/0 avec la seringue de Pravaz. Ces injections sont continuées 2 fois par jour pendant 2 jours. Depuis le 24 janvier la solution est portée à 5 0/0.

Le 23. Matin 40°,2, pouls 150. Resp. 38 assez forte, soir 39°,9. Dans la nuit fort délire qui continue le matin. Très fort exanthème, avec de grandes plaques sur tout le corps. Enduit épais sur la langue. Amygdales et luette œdémateuses. A droite enduit jaune.

Le 24. M. 40°, S..40°,7. Délire toute la nuit, miction et selles involontaires dans le lit. Exanthème intense. Respiration stertoreuse.

Le 25. 40°,5. Pouls 156, soir 39°,8. Meilleure nuit, demande à manger. Respiration plus calme. Forts bubons de chaque côté du larynx. Forte infiltration en particulier à gauche, exanthème encore très marqué. Depuis aujourd'hui 3 injections dans chaque amygdale. Pilules de glace. Bains tièdes.

Le 26. M. 40°. P. 174, soir 40°,3. Respiration stertoreuse, 40. A un peu dormi, agité par moments, pas de selle. L'enflure à droite est plus forte, mais moins dure. Les ganglions à gauche sont gros comme le poing, mais plus élastiques.

Le 27. Matin 39°,6. P. 132. S. 40°,5. Pas de délire pendant la nuit. Langue encore sèche. Lèvres fuligineuses. Moins d'adénite. Urine jaune brun (100 centil.. sans albumine.)

Le 28. L'adénite à gauche est plus considérable, mais comme tendant à s'abcéder, pas d'induration. Matin 37°,8. P. 126. Respiration 30 et S. 40°,5. Les liquides ressortent par le nez. Assez d'appétit. Voix nasonnée.

Le 29. M. 40°,5. S. 41°,1. Dans la nuit, agitation, délire fréquent. Voix éteinte, demande souvent à boire. A mangé un peu. Urines et selles involontaires. Se plaint de douleurs dans les articulations à chaque mouvement.

Le 30. M. 41°,1. A déliré toute la nuit. Facies anxieux. Extrémités froides. Poignet droit enflé fortement et douloureux.

Mort à 6 heures du soir.

Autopsie, à 8 heures matin, 31 janvier, 14 heures après la mort. Cadavre amaigri. Œdème généralisé. Peau peu élastique. Epiderme desquamant sur tout le corps en grandes lamelles. Œdème sous-cutané. Pas d'hémorrhagie sous la peau ou les muscles ; le diaphragme remonte des 2 côtés à la 5e côte. Pas de sérosité dans le péritoine, séreuse intestinale partout lisse.

Rate tuméfiée fortement, capsule lâche. Sur la coupe le tissu fait saillie au-dessus de la surface. Nombreux corpuscules de Malpighi très visibles. A quelques places, la pulpe est ramollie. Pas d'augmentation du volume des reins. Décortication facile. Peu de sang. Substance corticale non élargie, mal délimitée. Dans l'estomac, 1 litre de liquide gris noir. Muqueuse pâle. La muqueuse intestinale, sauf quelques follicules tuméfiés, n'a rien. A l'ouverture du thorax, les poumons s'affaissent. Plèvres lisses, pas adhérentes. Pas de liquide. Peu de sérosité dans le péricarde. Il est lisse sur la surface du cœur. Cœur mou. Ventricule gauche non contracté. Pas d'hémorrhagies dans le myocarde. Endocarde lisse. Valvules suffisantes et molles. Les poumons sont d'un brun rouge à la coupe et pleins de sang. Pas d'infiltration. Les vaisseaux des bronches sont fortement injectés. A la coupe s'écoule un liquide sanguin, spumeux. Enduit épais sur la langue. Les ganglions cervicaux à gauche montrent à la coupe des cavités d'où sort du pus. Les ganglions qui entourent les organes du cou comme une masse compacte, sont en partie gangreneux. Une collection purulente réunit les ganglions au voisinage de la veine jugulaire et de la carotide, allant de la superficie à la profondeur. La veine jugulaire n'a rien d'anormal. Au point où elle traverse la masse ganglionnaire, un ganglion en fonte suppurative. Il n'y a point de thrombose mais seulement en un point la paroi veineuse paraît hémorrhagique.

La luette est à moitié détruite ; le reste de son épithélium est sombre. On trouve des places sur la partie libre du voile du palais où l'épithélium fait également défaut. Les 2 amygdales sont complètement nécrosées, ainsi que les piliers antérieurs du voile du palais. A leur place se trouve une surface d'abcès de 2 c. 5 d'avant en arrière sur 1 c. 5 de haut. Elle est propre et granuleuse. En l'arrosant avec de l'eau on voit à sa surface de très petits débris de substance.

L'ouverture de l'articulation au poignet droit montre une masse de pus, épais, jaune pâle. La synoviale est fortement épaissie, point injecté. Epanchement de même nature dans l'articulation droite du coude. Les articulations gauches ne sont pas purulentes.

Examen bactériologique (résumé). — Dans les coupes de l'amygdale, colorees par le Gram, l'auteur trouve des chaînettes souvent de 10 à 20 articles, très sinueuses, quelques coccus beaucoup plus gros que les autres. Il y a aussi des mono et des diplocoques et des chaînettes de 3 ou 4 articles. Ces chaînettes se retrouvent dans les autres organes, dans la luette, le voile du palais, la paroi de la veine jugulaire, la rate, les reins et le foie. Les cultures sur gélose et gélatine donnèrent les cultures du streptocoque.

Pas d'inoculations sur des lapins. Il tue 22 souris.

Obs. XXIV. — Prudden. *American Journal of the medical sciences*, 1889.

Fillette de deux ans et huit mois. 5 mai. La malade était convalescente de scarlatine depuis deux semaines, quand elle fut atteinte d'angine diphtérique. Mort deux jours après par myocardite. Streptocoques en grand nombre et quelques colonies de staphylococcus pyogenes aureus.

Il s'agit là d'une angine diphtérique tardive semblable à celle que nous relatons plus loin dans les cas LIV, LVII de nos observations personnelles. M. **Prudden** dans ce cas, non plus que dans les autres qu'il a examinés n'a pu isoler le bacille de Loeffler.

Obs. XXV. — *(Ibidem.) Angine précoce.*

Fillette de 3 ans. 10 mai. Angine avec rougeur des amygdales et du pharynx.
11 mai. Scarlatine.
Le 12. Pseudo-membranes du pharynx.
Le 17. Diarrhée.
Le 20. Toux croupale, dyspnée, tubage du larynx.
Examen bactériologique. — Streptocoques en grand nombre. Quelques staphylocoques.

Obs. XXVI *Ibidem.* (Résumée).

Garçonnet de 3 ans. 7 mai. Scarlatine, 11 mai. Fausses membranes sur les amygdales.
Examen bactériologique. — Streptocoques.

Obs. XXVII. — D'Espine et de Marignac. *Revue médicale de la Suisse Romande*, 1890, n° 1, p. 45.

W..., 9 ans 1/2, scarlatine pour laquelle il entre à l'hôpital Gourgas.
Éruption du 27 mars 1887.
Le 27 mars. On trouve une vraie plaque blanche à l'amygdale gauche qui ressemble beaucoup à la diphtérie. J'en prends pour inoculer des tubes de sérum. Nombreuses colonies de streptocoques, pas de bacilles de Löffler.
Le lendemain, la fausse membrane a presque disparu. Guérison rapide.

On voit que dans aucun des cas étudiés par ces différents auteurs on n'a trouvé le bacille de Loeffler, sauf dans un cas d'angine tardive.

Dans les observations qui précèdent sauf dans les cas de **Loeffler** et de **d'Espine** et **de Marignac**, les seuls moyens de recherches bactério-logiques dont se soient servi les auteurs sont : ou bien la coloration des microbes dans les coupes d'organes ou bien des cultures faites sur agar, ou sur gélatine. Nous verrons plus loin les inconvénients que ce mode d'investigation présente.

OBSERVATIONS PERSONNELLES

Méthode de recherches.

Nous avons fait des recherches bactériologiques dans 30 cas d'an gines scarlatineuses se décomposant ainsi : 7 cas d'angines érythémateuses, 19 cas d'angines pseudo-membraneuses précoces, 4 cas d'angines pseudo-membraneuses tardives.

On sait que **Loeffler** (1) pour isoler et cultiver le bacille de Klebs, employait de préférence un milieu de culture dont la formule est la suivante :

3 parties de sérum de veau ou de mouton.

1 partie de bouillon de veau neutralisé.

1 0/0 de peptone.

1 0/0 de glucose.

1/2 0/0 de sel marin.

Roux et Yersin (2) ont démontré récemment qu'à l'aide de ce milieu de culture on pouvait arriver à coup sûr à établir le diagnostic de la nature d'une angine pseudo-membraneuse. Si les colonies de bacilles de Klebs-Loeffler sont très abondantes il n'y a pas de doute, il s'agit bien de la diphtérie. Si elles sont rares, il faut recourir à l'inoculation aux animaux d'une culture de ces bacilles, pour s'assurer qu'il ne s'agit pas du pseudo-bacille de Loeffler. D'ailleurs quand il s'agit de diphtérie les colonies sont très nombreuses.

Des essais que nous avons faits dans un certain nombre de cas d'angines diphtériques, notamment dans 6 cas, pour lesquels le diagnostic clinique était extrêmement douteux, nous ont prouvé que le sérum de sang de bœuf ou de cheval placé 5 jours de suite à l'étuve à 58° pendant 2 heures, afin de le stériliser, puis à 70 degrés, jusqu'à gélatinisation, était un milieu de culture très suffisant pour arriver à un diagnostic certain.

(1) LÖFFLER. *Mittheilungen aus den Kaiserl. gesundheitsamte*, vol. II, 1884, p. 461.
(2) ROUX et YERSIN. *Annales de l'Institut Pasteur*, n° 7, juillet 1890, p. 386.

Le bacille de Loeffler pousse à merveille dans ce milieu nutritif. Il nous a semblé que les résultats étaient moins satisfaisants lorsqu'on employait comme milieu de culture de la sérosité d'ascite ou de pleurésie.

Pour s'assurer si une angine pseudo-membraneuse renferme le bacille de Loeffler, il faut prendre directement dans la gorge des débris de fausses membranes avec un fil de platine stérilisé. Ce fil doit être gros, ne pas plier aisément afin qu'on puisse racler un peu fortement les parties malades, pour enlever des parcelles de fausses membranes. Ce fil ainsi chargé sert à ensemencer en strie une série de tubes de sérum (3 ou 4) sans recharger le fil de platine; on obtient ainsi après 17 ou 18 heures de séjour à l'étuve à 38° dans les derniers tubes ensemencés des colonies isolées, suffisamment éloignées les unes des autres pour qu'on puisse les examiner ou les réensemencer. Pour obtenir des cultures pures, on ensemencera un fil de platine avec une colonie de bacille de Loeffler bien isolée, et on le promènera en stries sur une nouvelle série de tubes de sérum. Cette fois les colonies isolées donneront presque à coup sûr des cultures pures.

Si, au lieu de sérum, on emploie l'agar, le procédé sera bien moins sûr pour déceler le bacille de Loeffler, qui, lorsqu'il provient directement des fausses membranes, pousse assez mal sur ce milieu. Mais en revanche d'autres bactéries, qui se développent très mal sur le sérum, se montreront très abondantes sur l'agar. Nous conseillons donc d'employer à la fois les 2 milieux de culture afin de s'assurer de la présence du bacille de Loeffler, et de constater en même temps la présence d'autres micro-organismes pathogènes.

Pour obtenir des cultures pures des colonies isolées sur l'agar, nous nous sommes toujours bien trouvés d'en ensemencer d'abord du bouillon, laissé ensuite 24 heures à l'étuve à 36°, puis à l'aide d'une goutte de ce bouillon d'ensemencer des plaques de gélose faites dans des baquets de verre de **Pétri**. Ceux-ci sont mis 24 heures à l'étuve à 36° et on a ainsi en 48 heures, des cultures pures du micro-organisme qu'on recherche.

I. — ANGINES ÉRYTHÉMATEUSES

Dans les 7 cas qui vont suivre, il s'agit d'angines érythémateuses, dont 3 étaient accompagnées de formation pultacée. Aucun de ces cas ne pouvait prêter à confusion avec une angine diphtérique.

Obs. XXVIII. — *Scarlatine. Angine érythémateuse. Guérison.*

S..., Édouard, âgé de 9 ans 1/2, entre le 21 juillet 1890, au pavillon de la scarlatine, dans le service de M. Legroux, avec une éruption de scarlatine en voie de disparition. Il est malade depuis 3 jours. La gorge est très rouge, sans exsudat blanc. Un peu de dysphagie. Ensencement sur agar. L'angine est guérie au bout de 4 jours, en même temps que la desquamation commence.

Examen bactériologique. — Les tubes d'agar contiennent de nombreuses colonies de *streptocoques* et des colonies de *bacterium coli commune.*

Obs. XXIX. — *Scarlatine. Angine érythémateuse. Guérison.*

M..., Emile, âgé de 10 ans 1/2, entre le 24 juillet 1890, au pavillon de la scarlatine, dans le service de M. Legroux, avec une éruption de scarlatine.

Il est malade depuis 3 jours. Les amygdales sont petites, très rouges, sans enduit blanc. Ensemencement sur agar. L'angine a disparu au bout de 4 jours, en même temps que l'éruption.

Examen bactériologique. — Les tubes d'agar contiennent des colonies de *streptocoques* et de *micrococcus A.*

Obs. XXX. — *Scarlatine. Angine érythémateuse. Guérison.*

B..., Lucien, âgé de 3 ans, entre le 25 juillet 1890, au pavillon de la scarlatine, dans le service de M. Legroux, avec une éruption de scarlatine. Il est malade depuis 2 jours. Les amygdales sont grosses, douloureuses. Elles ont, ainsi que la luette et les piliers du voile du palais, une teinte rouge framboisé. Pas trace d'enduit pultacé. Ensemencement sur agar. L'angine est guérie au bout de 4 jours.

Examen bactériologique. — Les tubes d'agar contiennent presque exclusivement des colonies de *streptocoques*. Dans l'un des tubes se voient en outre 3 à 4 colonies de *staphylococcus albus.*

Obs. XXXI. — *Scarlatine. Angine érythémateuse. Guérison.*

Ch..., Pierre, âgé de 8 ans, entre le 4 août 1890 au pavillon de la scarlatine, dans le service de M. Legroux, avec une éruption de scarlatine très confluente. Les amygdales et le voile du palais sont très rouges. Douleur assez prononcée à la déglutition. Pas d'exsudat blanc. Ensemencement sur sérum et agar. L'angine est guérie au bout de 6 jours.

Examen bactériologique. — Les tubes de sérum ne contiennent aucun organisme rappelant le bacille de Löffler, mais seulement des colonies du *bacterium coli commune.* Les tubes d'agar contiennent un grand nombre de colonies de *streptocoques,* qui sont extrêmement petites et identiques à celles de l'érysipélocoque. On y trouve encore des colonies de *staphylococcus albus,* de *micrococcus A,* et de *bacterium coli commune.*

Obs. XXXII. — *Scarlatine. Angine pultacée.*

R..., Gaston, âgé de 8 ans, entre le 24 juillet au pavillon de la scarlatine, dans le service de M. Legroux, avec une éruption de scarlatine. Il est malade depuis la veille. Les amygdales sont très grosses et très rouges. Des points blancs lenticulaires sont formés aux orifices des cryptes amygdaliens par des amas pultacés. Ensemencement sur sérum. L'enfant est emmené le soir même par ses parents.

Examen bactériologique. — Les tubes de sérum ne contiennent pas de bacilles ressemblant à celui de la diphtérie; on constate seulement sur agar des colonies de *streptocoques,* de *micrococcus A* et de *bacterium coli commune.*

Obs. XXXIII. — *Scarlatine. Angine pultacée. Guérison.*

L..., Louise, âgée de 11 ans, entre le 6 août 1890, dans le service de M. Legroux, au pavillon de la scarlatine. Elle est malade depuis 5 jours, en pleine éruption de scarlatine. Les amygdales sont grosses, très rouges, recouvertes d'un enduit pultacé crémeux, jaunâtre. La dysphagie est assez marquée. Ensemencement sur sérum et agar. Il y a un peu de coryza avec de la rougeur de la peau autour des fosses nasales. L'angine est guérie au bout de 5 jours.

Examen bactériologique. — Les tubes de sérum ne contiennent pas de bacilles de Löffler, mais seulement des *streptocoques.* Dans les tubes d'agar ont poussé des colonies de *streptocoques* au milieu d'une grande quantité de colonies de *micrococcus A.*

Obs. XXXIV. — *Scarlatine. Angine pultacée. Guérison.*

L..., âgé de 8 ans, entre le 6 août 1890 au pavillon de la scarlatine, dans le service de M. Legroux, avec une éruption de scarlatine. Les amygdales sont grosses, très rouges, avec un amas pultacé à l'orifice d'un crypte de l'amygdale gauche. Ensemencement sur sérum et agar. Angine guérie au bout de 8 jours.

Examen bactériologique. — Les tubes de sérum ne contiennent pas de bacilles de Löffler, mais des *streptocoques.* Dans les tubes d'agar ont poussé des colonies de *streptocoques* très abondantes. On constate en même temps quelques colonies de *micrococcus A*, et une seule colonie de bacilles très courts, immobiles et trapus, ne ressemblant en rien au bacille de Löffler.

II. — Angines pseudo-membraneuses

a) Angines pseudo-membraneuses précoces non diphtériques.

I

Cette première série comprend 3 cas, dans lesquels le diagnostic d'angine diphtérique ne s'impose pas.

La fausse membrane ne se montre que sur les amygdales, ne s'étend pas ; l'engorgement ganglionnaire est insignifiant.

Nous avons tenu à rapporter ces cas, car ils nous semblent représenter le stade intermédiaire entre les angines nettement pultacées et celles dont nous allons donner ensuite les observations.

Obs. XXXV. — *Scarlatine. Angine pseudo-membraneuse précoce. Guérison.*

W..., Émile, âgé de 18 ans 1/2, était en traitement depuis le 10 juillet 1890, à l'hôpital Trousseau, salle Barrié, pour un rhumatisme articulaire subaigu avec endocardite aortique.

Le 27 au soir, il est pris de fièvre (38°) ; il ne présente pas d'autre symptôme.

Le 28. T. M. 39°. S. 40°. Sur l'amygdale droite se voit un enduit blanc, gros comme une lentille ; il est formé par une fausse membrane qu'on détache assez aisément. La muqueuse au-dessous ne saigne pas. La fausse membrane ne se dissocie pas dans l'eau. Peu de rougeur de la gorge, pas de douleur à la déglutition, pas d'adénopathie sous-maxillaire.

Le 29. T. M. 39°,6. S. 39°. Dans la matinée apparaît une éruption de scarlatine sur le tronc, formée d'un pointillé rouge encore assez pâle. On transporte l'enfant au pavillon de la scarlatine. Même état de la gorge, la fausse membrane s'est reproduite. (Ensemencement sur sérum et agar.) Adénopathie sous-maxillaire sensible à droite.

Le 30. T. M. 38°. S. 38°,6. L'éruption est complètement sortie sur le tronc et aux membres. Même état de la gorge.

Le 31. T. M. 37°,6. S. 38°,5. État stationnaire.

Le 1er août. T. M. 37°,5. S. 38°.

B.   5

Le 2. La température reste définitivement à la normale. Malgré les lavages phéniqués de la gorge la fausse membrane se reproduit toujours.

Le 4. La langue est complètement dépouillée. On ne voit plus rien d'anormal sur l'amygdale droite. La desquamation débute aux mains et aux pieds.

Examen bactériologique. — Les tubes de sérum ne contiennent pas de bacilles de Löffler. Les tubes d'agar montrent de nombreuses colonies de *streptocoques* et quelques colonies de gros bacilles mobiles.

Obs. XXXVI. — *Scarlatine maligne. Angine pseudo-membraneuse précoce. Mort.*

H..., Georges, âgé de 6 ans, entre le 5 août 1890 dans le pavillon de la scarlatine, service de M. Legroux. C'est un enfant débile, qui a eu une fluxion de poitrine, il y a 4 mois, et une bronchite il y a un mois. Il est malade depuis 3 jours, a eu de la céphalalgie, des vomissements, des coliques et du mal de gorge dès le début. Depuis 2 jours il a une éruption de scarlatine.

État actuel. — L'éruption est constituée sur les membres par des plaques rouges, circinées, espacées, légèrement saillantes, du diamètre d'une pièce de 50 centimes, ressemblant beaucoup à un érythème polymorphe.

Sur le tronc, le cou et le menton, l'éruption est constituée par un pointillé rouge sombre, s'effaçant à la pression, nettement scarlatiniforme. Sur les amygdales, qui sont très grosses, on voit de nombreux points blancs lenticulaires, réunis par un léger enduit blanchâtre, crémeux. Le reste de la gorge est rouge framboisé. Les ganglions sous-maxillaires sont un peu tuméfiés, gros comme des noisettes. De chaque côté à la commissure des lèvres, un peu d'exsudat blanchâtre. Quelques croûtes d'impétigo au-dessous de la lèvre inférieure. T. S. 38°,7.

5 août. T. M. 38°,2. S. 38°,5. L'exsudat se reforme malgré les lavages phéniqués.

Le 6. T. M. 37°,8. S. 38°,5. Aspect diphtérique. Même état. (Ensemencement sur sérum et agar.)

Le 7. T. M. 38°,6. S. 39°,4. Torpeur assez marquée.

Le 8. T. M. 39°,2. S. 39°,4. Même état général. L'éruption a un peu pâli. Il n'y a plus d'exsudat sur l'amygdale gauche ; mais l'amygdale droite est recouverte d'une véritable fausse membrane grisâtre, d'aspect diphtérique. Sur le bord droit de la langue, qui est dépouillée, se voit une plaque blanche, allongée, longue d'un centimètre environ. Fort engorgement ganglionnaire sous-maxillaire à droite.

9 août. T. M. 39°. S. 39°,5. Même état.

Le 10. Abattement très marqué. T. M. 39°,8. S. 40°,5. Nouvelle éruption scarlatiniforme très intense, rougeur uniforme des membres inférieurs, pointillé rouge sur le tronc. Cependant la gorge se déterge. Les ganglions sous-maxillaires s'engorgent des deux côtés.

Le 11. T. M. 40°,4. S. 41°,5. État typhoïde, langue rôtie, respiration ster-toreuse. L'éruption est toujours très intense. Il n'y a presque plus d'exsudat blanchâtre dans la gorge. Les ganglions sous-maxillaires sont énormes, gros comme des œufs de pigeons. Rien à l'auscultation des poumons. Embryocardie. Pouls, 160. Décès dans la soirée.

L'autopsie n'a pu être faite.

Examen bactériologique. — Les tubes de sérum ne contiennent pas de ba-cilles de Löffler, mais quelques colonies de *streptocoques.* Les tubes d'agar con-tiennent des colonies de *streptocoques,* 5 à 6 colonies de *staphylococcus aureus,* quelques colonies de *bacterium coli commune.*

Obs. XXXVII (1). — *Scarlatine. Angine pseudo-membraneuse précoce légère. Guérison.*

S..., Marguerite, âgée de 12 ans 1/2, entre le 3 janvier 1890, dans le service de M. Legroux, au pavillon d'isolement de la scarlatine.

2 janvier. Diarrhée, vomissements. Éruption de scarlatine le soir. Angine, le 3 au matin.

Le 4. Éruption généralisée sauf à la face ; elle commence à disparaître. La langue se dépouille. Enduit blanc, pseudo-membraneux, couvrant les deux amygdales, mais ne les dépassant pas. Le reste de la gorge est rouge framboisé, très douloureux. Grosses adénopathies sous-maxillaires à droite. La voix est claire. Pas d'albuminurie.

Le 5. La langue est dépouillée, les amygdales commencent à se déterger.

Le 7. L'angine est guérie.

Le 13. L'enfant quitte l'hôpital sans avoir eu aucune complication.

Examen bactériologique. — Les tubes de sérum ensemencés le 5 janvier contiennent des colonies isolées de *streptocoques ;* d'autres colonies étaient constituées par de petits bâtonnets à peine plus longs que larges, ne présentant aucun des caractères du bacille de Löffler.

II

Cette seconde série comprend 14 cas d'angines pseudo-membraneuses précoces, pour lesquels l'examen clinique imposait le diagnostic de diph-térie vraie : Fausses membranes blanc grisâtre, épaisses, adhérentes, se reproduisant rapidement, reposant sur une muqueuse saignant facile-ment au moindre contact, s'étendant non seulement sur les amyg-dales, mais encore sur le bord libre du voile du palais, la luette, quel-

(1) Cette observation a déjà été publiée dans le mémoire que nous avons fait en collaboration avec M. R. Wurtz. *Archiv. de méd. expérim.,* 1er mai 1890, n° 3, p. 346.

quefois même, sur le fond du pharynx et sur la langue ; engorgement prononcé des ganglions sous-maxillaires, fétidité de l'haleine, jetage sanguinolent par le nez ; rien ne manque au tableau clinique. D'ailleurs, on verra au cours des observations que plusieurs de nos maîtres, des plus distingués, n'avaient pas hésité à faire de ces cas des angines diphtériques véritables.

OBS. XXXVIII. — *Scarlatine maligne. Angine pseudo-membraneuse précoce. Mort.*

L..., Marcelle, âgée de 2 ans, entre le 22 juillet 1890, dans le service de M. Legroux, au pavillon de la scarlatine. Depuis 6 semaines elle avait un abcès froid à la cuisse gauche. Début le 21 juillet par céphalalgie, vomissements et mal de gorge. Éruption de scarlatine dans la nuit du 21 au 22 juillet.

État actuel. — Éruption de scarlatine très intense ; rougeur uniforme sur les membres inférieurs, pointillé rouge sombre sur le tronc.

Le fond de la gorge est très rouge ; des fausses membranes épaisses, adhérentes, blanchâtres recouvrent les deux amygdales et le bord libre du voile du palais. Écoulement muqueux par les fosses nasales. Langue incomplètement desquamée. Impétigo de la face. Assez grosses adénopathies sous-maxillaires bilatérales. T. S. 39°,6.

23 juillet. T. M. 40°,6. S. 40°,6. Abattement assez marqué. Pas d'amélioration de la gorge.

Le 24. T. M. 40°,2, S. 39°,2. La gorge se déterge un peu. (Ensemencement sur sérum et agar.)

Le 25. L'éruption paraît encore plus confluente que les jours précédents. Abattement marqué. Écoulement muco-purulent très abondant par le nez. Les fausses membranes se reforment surtout au niveau de l'amygdale droite. Adénopathies sous-maxillaires grosses comme des noix. T. M. 39°,1. S. 40°,4.

Le 26. État typhoïde. T. M. 40°. S. 40°,4 (2 bains froids à 25°).

Le 27. T. M. 40°,6. S. 39°,5 (2 bains froids à 25°).

Le 28. T. M. 39°,6. S. 40°,2 (2 bains froids à 25°). Dans la soirée et dans la nuit l'enfant a eu 3 accès de suffocation très marqués, le premier à 7 heures du soir, le second à 11 heures de la nuit, le troisième à 3 heures et demie du matin. Entre les accès la voix n'est pas couverte, la respiration est assez calme. Rien à l'auscultation du poumon. La gorge est toujours tapissée de fausses membranes. (Nouvel ensemencement sur sérum.)

Le 29. T. M. 39°. S. 39°,6. Faiblesse extrême ; on supprime les bains. N'a plus eu d'accès de suffocation.

Le 30. M. Galliard suppléant M. Legroux fait passer la malade au pavillon de la diphtérie, où elle meurt dans la soirée. L'autopsie n'a pu être faite.

Examen bactériologique. — Dans ce cas particulier, la diphtérie paraissait tellement certaine que nous avons fait deux ensemencements, l'un le 24 juillet, l'autre le 28 juillet pour plus de certitude. Les deux fois les tubes de sérum ne contenaient que de petites colonies blanchâtres, punctiformes qui ont été toutes examinées une à une. Elles n'étaient composées que de microcoques.

Les tubes d'agar contenaient des traînées de colonies de *streptocoques*, des colonies de *bacterium coli commune* et d'assez nombreuses colonies de *micrococcus A*.

OBS. XXXIX. — *Scarlatine. Angine pseudo-membraneuse précoce. Rhumatisme scarlatineux. Guérison.*

B... Léon, âgé de 8 ans 1/2, entre le 30 juillet 1890, dans le service de M. Legroux, au pavillon de la scarlatine. Début il y a 3 jours par de la céphalalgie. Dans la nuit vomissements, puis mal de gorge. Pas d'éruption avant son entrée.

Le 30 juillet. Pas d'éruption. La gorge, le voile du palais sont d'une rougeur framboisée. Des fausses membranes blanches, épaisses, couvrent les 2 amygdales et entourent la luette comme un manchon. Douleur vive en avalant. Voix nasonnée. Grosses adénopathies sous-maxillaires. Pas de jetage nasal. T. M. 39°,5. S. 40°,3.

Le 31. Éruption de scarlatine ; rougeur diffuse, débutant par le tronc. État de la gorge stationnaire.

T. M. 39°,8. S. 39°,5.

1er août. T. M. 38°,8. S. 39°,8.

Le 2. T. M. 39°,5. S. 39°,9.

Le 3. T. M. 39°,5. S. 40°,5. L'état de la gorge s'aggrave, les fausses membranes envahissent le voile du palais.

Le 4. T. M. 39°. S. 39°,7. Amélioration légère de l'angine.

Le 5. T. M. 38°,4. S. 38°,7. La gorge se déterge.

Le 6. Les fausses membranes recouvrent encore les amygdales et la luette. (Ensemencement sur sérum et agar.) Adénopathies sous-maxillaires grosses comme de petites noix. Éruption effacée. Pas d'albuminurie. T. M. 38°. S. 38°,5.

Le 7. T. M. 38°,2. S. 38°,8.

Le 8. T. M. 38°,5. S. 38°,7. On ne voit plus sur les amygdales que des fausses membranes lenticulaires, blanches, isolées. Encore quelques petits points blancs sur la luette. L'engorgement ganglionnaire ne s'est pas modifié. Légères douleurs rhumatismales dans les genoux. La desquamation débute par la face, les oreilles et le cou.

Le 9. T. M. 38°,2. S. 37°,8.

Le 10. T. M. 37°,8. S. 39°,2. Épanchement articulaire très marqué au genou droit qui est très douloureux et contient beaucoup de liquide. Le genou gauche est douloureux, il ne contient pas de liquide.

Le 11. T. M. 38°. S. 37°,4. Même état des genoux. Les amygdales et la luette sont encore recouverts d'un exsudat largement étendu. Desquamation par grandes écailles aux membres supérieurs. Pas d'albuminurie.

Le 14. Depuis le 11, la température est restée définitivement à la normale. Les genoux sont encore douloureux et gonflés.

Le 20. Il ne reste plus qu'un peu de liquide dans le genou droit. L'angine a complètement disparu.

Examen bactériologique. — Les tubes de sérum ne contiennent pas de colonies de bacilles de Löffler. Les tubes d'agar contiennent des colonies de *streptocoques* assez rares, mais surtout une grande quantité de colonies de *staphylococcus aureus.*

Obs. XL. — *Scarlatine. Angine pseudo-membraneuse précoce. Otite suppurée. Guérison.*

C..., Maurice, âgé de 6 ans, entre le 6 août 1890, dans le service de M. Legroux, au pavillon de la scarlatine. Il aurait eu une scarlatine très légère il y a deux mois.

29 juillet. Il s'est plaint de mal de gorge.

Le 31. Éruption de scarlatine. Depuis hier on s'est aperçu qu'il avait des fausses membranes dans la gorge.

M. Letulle qui avait vu l'enfant en ville n'avait pas hésité à porter le diagnostic d'angine diphtérique. Il a bien voulu nous autoriser à ajouter ici que, d'après lui, cliniquement le doute n'était pas possible.

État actuel. — L'éruption de scarlatine est en voie de disparition. Elle est constituée par un pointillé rouge qu'on ne voit bien que sur le tronc.

Des fausses membranes très blanches, épaisses, se reproduisant très vite, recouvrent les deux amygdales et la luette ; au-dessous, la muqueuse saigne facilement. La déglutition est un peu douloureuse, la voix nasonnée. (Ensemencement sur sérum et agar.) Langue dépouillée, collante. Des fausses membranes blanchâtres d'aspect nettement diphtérique se voient aux commissures des lèvres. Les ganglions sous-maxillaires sont tuméfiés, gros comme de petites noix. Le teint n'est pas plombé. L'enfant est très abattu. T. S. 39°,8.

7 août. T. M. 38°,6. S. 39°,5. Même état.

Le 8. T. M. 38°. S. 38°,8. État général meilleur. L'éruption a disparu ; la desquamation débute par larges plaques aux pieds. L'exsudat de la gorge occupe les mêmes points, mais est beaucoup moins épais. Impétigo aux commissures des deux lèvres. Les adénopathies persistent. Pas d'albuminurie.

Le 9. T. M. 37°,8. S. 39°.

Le 10. T. M. 38°,5. S. 39°,7. L'amélioration de la gorge persiste.

Le 11. T. M. 38°,2. S. 39°. Bon état général. Desquamation généralisée. Exsudat de la gorge en îlots disséminés. Impétigo des lèvres. Les adénopathies sont toujours très grosses.

Le 12. T. M. 37°,6. S. 38°,8. A partir de ce jour la température se maintient à la normale.

Le 14. Otite moyenne suppurée (pus très fétide) de l'oreille gauche. La gorge

est nettoyée, les adénopathies diminuent; mais les amygdales sont toujours re
couvertes de muco-pus. Impétigo des lèvres

Le 18. Même état, pas d'albuminurie.

La convalescence a été très longue dans ce cas, retardée par la suppuration des amygdales et de la caisse et par de nombreuses éruptions d'impétigo, qui
se succèdent à la face et dans le cuir chevelu.

Examen bactériologique.—Sur les tubes de sérum il n'a pas poussé de bacilles de Löffler, mais seulement des cocci formant de petites colonies en têtes
d'épingle, blanc grisâtre.

Les tubes d'agar contenaient de nombreuses colonies de *streptocoques*,
quelques colonies de *staphylococcus aureus*, des colonies de *bacterium
coli commune.*

OBS. XLI. — *Scarlatine maligne. Angine pseudo-membraneuse précoce.
Mort. Autopsie.*

M... Alfred, âgé de 3 ans 1/2, entre le 12 août dans le pavillon d'isolement
de la scarlatine (service de M. Legroux). Il y a deux jours, l'enfant s'est plaint
de mal de tête et de vomissements. Éruption légère de scarlatine le lendemain.
L'enfant n'avait jamais été malade auparavant.

État actuel : Éruption légère formant un pointillé rouge sur le corps et sur
les membres. La gorge est rouge, les amygdales très grosses. Un point blanc,
lenticulaire, formé d'enduit pultacé se voit sur l'amygdale droite. Pas d'adénopathie sous-maxillaire.

13 août : T. M. 39°,7. S. 39°,8. L'éruption est généralisée, uniformément
rouge. Enduit blanc jaunâtre sur les 2 amygdales. Pas d'albuminurie.

Le 14. T. M. 39°,6. S. 40°.

Le 15. T. M. 39°,4. S. 38°,7. L'éruption pâlit. D'épaisses fausses membranes grisâtres recouvrent les amygdales, la luette, le voile du palais et la voûte
palatine. L'haleine est fétide. (Ensemencement sur sérum et agar). Des plaques
blanches, lenticulaires, recouvrent les lèvres dont la muqueuse saigne aisément. La langue se dépouille. Pas de jetage par le nez. Les ganglions sous-
maxillaires ont le volume de grosses noisettes.

Le 16. T. M. 38°. S. 38°,4. Même état.

Le 17. T. M. 38°,2. S. 38°,5. Abattement très prononcé.

Le 18. T. M. 39°,7. S. 40°,1. État typhoïde. Le corps est extrêmement
rouge, il semble y avoir une nouvelle poussée d'éruption. La gorge est toujours
recouverte de fausses membranes, qui ont envahi une plaie faite par l'abaisse
langue à la voûte palatine. Plaques blanches sur la langue et les commissures
des lèvres. Rien du côté des fosses nasales. Ganglions sous-maxillaires toujours gros. La desquamation débute par larges plaques à la face, aux mains,
aux pieds et aux genoux. Dans l'après-midi l'enfant a une syncope; il meurt
dans la soirée.

Autopsie : le 28 août, 36 heures après la mort. Le ventre est ballonné, de couleur verdâtre. L'abdomen contient une petite quantité de liquide hémorrhagique, ainsi que le péricarde. Le cœur s'est arrêté en systole. Après avoir stérilisé la paroi du ventricule droit avec un couteau de platine rougi, on recueille avec des pipettes du sang du cœur droit et on l'ensemence en grande quantité sur des tubes d'agar.

Le *cœur* pèse 72 grammes ; il est assez flasque, de coloration feuille-morte. Pas de caillots dans les cavités. Pas de modifications anatomiques appréciables.

Les *poumons* crépitent bien. Un peu de congestion le long des bords postérieurs. Rien dans les bronches, ni au niveau des ganglions du hile. Le poumon gauche pèse 142 gr. ; le poumon droit 160 gr.

Les *amygdales* sont ulcérées, ramollies, putrilagineuses. On ne voit pas de fausses membranes à leur surface. Les 2 amygdales sont placées dans l'alcool absolu. Pas de fausses membranes dans le pharynx, ni le larynx.

Le *foie* est très gros, mais non déformé. Il a 15 cent. de long sur 20 cent. de large ; il pèse 580 gr. Il est rouge brun, présentant de place en place de larges plaques jaunes à sa surface. Il est putréfié surtout au niveau du lobe gauche, où l'on voit des bulles de gaz sous la capsule de Glisson. La vésicule est distendue et contient environ un verre à bordeaux de bile jaunâtre. A la coupe du foie, la lobulation est très marquée, le parenchyme a une coloration brun grisâtre.

La *rate* est petite, complètement ramollie. Elle pèse 50 gr. Les reins sont petits, assez pâles, se décortiquent bien. Rien de particulier à la coupe. Le rein gauche pèse 52 gr., le rein droit 50 gr.

L'*estomac* est assez distendu, ainsi que les *intestins* ; il ne présente rien de particulier, pas plus que le pancréas. Les *ganglions sous-maxillaires*, sont petits, ils ne sont pas plus gros que de petites noisettes. Des morceaux de foie, de reins, et un ganglion sous-maxillaire sont placés dans l'alcool absolu.

Du sang, du foie, de la rate et des reins a été recueilli dans des pipettes stérilisées et ensemencé sur agar.

Examen bactériologique. — 1° *Tubes ensemencés* le 15 août, avec des fragments de fausses membranes pharyngiennes. Les tubes de sérum ne contiennent pas de bacilles de Löffler, mais quelques rares bacilles très courts et des cocci en abondance. Dans les tubes d'agar se voient des colonies de *streptocoques* en très grande quantité et des colonies de *staphylocoques dorés* abondantes.

2° *Tubes ensemencés* le 20 août avec le sang des organes. Dans tous les tubes d'agar il a abondamment poussé un bacille très petit, mobile. Cultivé sur les différents milieux, il s'est montré identique au *bacterium coli-commune*.

3° *Coupes des organes* traitées par la méthode de Gram. Dans aucun des organes conservés sauf les amygdales, nous n'avons trouvé de streptocoques.

Au niveau des amygdales dans les parties les plus superficielles du tissu réticulé et dans le chorion en partie nécrosé et envahi par des cellules embryonnaires, se voient des multitudes de microcoques souvent disposés en chaînettes courtes de 4 à 10 articles, parfois formant des amas. En certains points, ces micro-organismes forment des masses si confluentes, qu'on les distingue très facilement avec un très faible grossissement (2 de Verick).

OBS. XLII. — *Scarlatine. Angine pseudo-membraneuse précoce. Guérison.*

M..., Edouard, âgé de 9 ans, entre le 21 août 1890, dans le service de M. Legroux, au pavillon de la scarlatine. Sa sœur a eu 15 jours auparavant une scarlatine avec angine pseudo-membraneuse.

Début, le 17 août par de la céphalalgie, des coliques avec diarrhée et une éruption de scarlatine. Elle ne s'est plaint de mal de gorge que dans la soirée.

Le 18 août. On avait constaté un peu d'exsudat blanc dans la gorge, qui avait augmenté le lendemain.

État actuel. — L'éruption qui est constituée par un pointillé rouge sur les membres et le tronc, commence à s'effacer. D'épaisses fausses membranes très blanches recouvrent les deux amygdales et la luette, qui est tout à fait engaînée. Le reste de la gorge est très rouge. Dysphagie très vive. Ganglions sous-maxillaires gros comme de petites noix. Pas encore de desquamation. T. S. 38°,5.

22. T. M. 38°. S. 38°,4. Ensemencement sur sérum et agar.

Le 23. T. M. 38°. S. 38°,5. Même état.

Le 24. T. M. 38°,2. S. 38°,6. La gorge se nettoie.

Le 25. T. M. 38°. S. 38°. L'éruption a à peu près disparu, mais sur les avant-bras et les membres inférieurs, on constate une nouvelle éruption constituée par de petites papules rouges miliaires, distantes les unes des autres de 5 à 10 millim., séparées par des intervalles de peau saine, et donnant une sensation granuleuse quand on passe les doigts dessus.

La gorge reste très rouge. Des amygdales ont encore un léger enduit blanchâtre. On trouve encore quelques traces de fausses membranes sur la luette. La langue est dépouillée. Les adénopathies ont à peu près disparu.

Le 30. Depuis le 25, la température reste à la normale. Il n'y a plus de fausses membranes dans la gorge. Grand amaigrissement, faiblesse générale, vomissements, état saburral. Desquamation légère.

3 septembre. L'état général s'est amélioré. La gorge est complètement nette.

Examen bactériologique. — Les tubes de sérum ne contiennent pas de bacilles de Löffler. Il a poussé de loin en loin, quelques colonies de *streptocoques*. Sur agar il n'a poussé que des colonies très nombreuses de *streptocoques*.

Obs. XLIII (1). — *Coqueluche. Scarlatine. Angine pseudo-membraneuse précoce. Mort par broncho-pneumonie.*

R..., Joseph, âgé de 2 ans 1/2 entre le 7 décembre 1889 dans le service de M. Legroux, salle Bretonneau (pavillon de la diphtérie).

Il a la coqueluche depuis 1 mois. L'éruption a apparu le 2 décembre. L'angine a été découverte le 4 décembre. Il est entré au pavillon d'isolement de la scarlatine le 6 décembre en pleine éruption avec une angine pseudo-membraneuse très suspecte, jetage abondant par le nez, adénopathies sous-maxillaires très marquées. Déglutition très douloureuse.

Le 7 décembre on le fait passer au pavillon de la diphtérie à cause des caractères de son angine. A ce moment les deux amygdales, la luette, le fond du pharynx sont recouverts d'épaisses fausses membranes blanchâtres. Les lèvres et la langue sont le siège de plaques pseudo-membraneuses analogues. L'haleine est fétide, les ganglions du cou sont très engorgés. Le jetage nasal est très abondant. La voix est claire.

Le 19, l'état de la gorge s'est un peu amélioré, mais l'état général est très mauvais ; les quintes de coqueluche disparaissent. On constate des signes de broncho-pneumonie.

Le 22. L'enfant meurt de broncho-pneumonie sans avoir présenté de symptômes laryngés.

Examen bactériologique. — Ensemencement de fausses membranes sur trois tubes de sérum. On isole des colonies de *micrococques en chaînettes.* Il est possible que dans ce cas, comme dans l'observation 27 de Löffler, la complication pulmonaire ait été le fait de ce streptocoque. L'autopsie n'a malheureusement pas pu être faite.

Obs. XLIV. — *Scarlatine. Angine pseudo-membraneuse précoce. Guérison.*

B..., Henri, âgé de 5 ans, entre le 7 janvier 1890 dans le service de M. Sevestre, salle Bretonneau (pavillon de la diphtérie). Il est malade depuis le 3 janvier. L'éruption de scarlatine et l'angine ont apparu le 5.

8 janvier. Fausses membranes épaisses, blanchâtres, couvrant les deux amygdales et la luette. Haleine fétide. Engorgement ganglionnaire du cou assez marqué. Eruption de scarlatine bien caractérisée.

Le 9. Les fausses membranes se sont étendues au fond du pharynx et à tout le bord libre du voile du palais. La voix reste toujours claire. Bon état général.

Le 12. Les fausses membranes commencent à se détacher plus facilement.

(1) Les observations XLIII,L ont déjà paru dans le mémoire que nous avons fait en collaboration avec M. R. WURTZ *Arch. de méd. expérim.* 1er mai 1890, n° 3 p. 346 et suiv.

Lorsqu'on les racles elles forment un détritus comparable à du lait caillé ou de la mie de pain.

Le 21. La gorge est complètement guérie. La scarlatine a guéri sans complication.

Examen bactériologique. — Sur les tubes de sérum ensemencés le 9 janvier, de nombreuses colonies de *streptocoques* se sont développées au milieu d'impuretés parmi lesquelles de gros micrococci et les bâtonnets courts trouvés dans le cas précédent.

OBS. XLV. — *Scarlatine. Angine pseudo-membraneuse précoce. Guérison.*

G..., Marie, âgée de 9 ans et demi, entre le 17 février 1890 dans le service de M. Sevestre, au pavillon d'isolement de la scarlatine.

Le 16 au soir, mal de gorge, fièvre.

Le 18, éruption de scarlatine sur la poitrine seulement. Angine rouge framboisé.

Le 20, amygdales tuméfiées, rouges, avec quelques points pultacés. L'éruption s'est généralisée.

Le 21, exsudat blanc grisâtre recouvrant les amygdales et gagnant la base de la luette.

Le 23, les fausses membranes ont nettement le caractère diphtérique.

Le 24, la luette est entièrement recouverte par l'exsudat. Ganglions du cou légèrement tuméfiés. L'éruption pâlit. Commencement de desquamation à la face et au cou.

Le 27. L'enduit blanc persiste sur l'amygdale gauche et forme de petits point lenticulaires sur la luette.

3 mars. L'angine est guérie.

Le 14. On constate de l'albuminurie. Les jours suivants il se fait un engorgement ganglionnaire considérable au cou, du côté gauche. L'enfant quitte l'hôpital sans albumine dans les urines et sans que son adénopathie ait suppuré.

Examen bactériologique. — Des colonies de *streptocoques*, de *staphylococcus pyogenes aureus* et de bactéries banales ont poussé sur les tubes de gélose ensemencés le 27 février.

OBS. XLVI. — *Angine pseudo-membraneuse précoce. Guérison.*

G... Louis, âgé de 5 ans, entre le 19 février 1890 dans le service de M. Sevestre, au pavillon d'isolement de la scarlatine. C'est un enfant chétif.

Mal de gorge le 17 février, éruption de scarlatine à la poitrine.

Le 20. La gorge est rouge, les amygdales sont tuméfiées, recouvertes d'un enduit blanchâtre, crémeux. Rien sur la luette. La déglutition est très douloureuse. Éruption généralisée. Pas douloureuse.

Le 21. L'enduit de la gorge est plus grisâtre.

Le 23. L'angine est toujours très marquée, l'exsudat a tout à fait l'aspect de la diphtérie et forme de petits points opalins sur la luette. Les lèvres sont recouvertes de plaques blanchâtres. Écoulement sanguinolent par le nez. Engorgement ganglionnaire du cou. L'éruption disparaît.

Le 27. Les fausses membranes blanchâtres et adhérentes recouvrent les amygdales, la pointe de la luette et le bord libre du voile du palais. Desquamation au cou, à la face et à l'avant-bras.

Le 8 mars. L'angine est guérie, il ne reste qu'un peu de rougeur de la gorge.

Examen bactériologique. — Les tubes de gélose ensemencés en stries, le 27 février, ont donné des colonies de *streptocoques*, de *staphylococcus pyogenes aureus* et de *staphylococcus pyogenes albus*.

OBS. XLVII. — *Scarlatine. Angine pseudo-membraneuse précoce. Guérison.*

D..., Adrien, âgé de 9 ans et demi, entre le 22 février 1890 dans le service de M. Sevestre au pavillon d'isolement de la scarlatine. Enfant maladif, dont les parents sont morts tuberculeux.

Le 19 février, vomissements, diarrhée, fièvre, angine le 20 février. Éruption le 21 février

Le 23. Amygdales tuméfiées, rouges, ainsi que les parties voisines. Points blancs d'aspect pultacé sur les amygdales. Éruption scarlatineuse marquée surtout à la poitrine, au cou et aux cuisses.

Le 24. L'éruption pâlit. Il se fait un enduit blanc, d'aspect diphtérique, sur les amygdales. De petites plaques semblables se montrent sur la luette.

Le 27. L'enduit blanc a gagné les piliers postérieurs qu'il recouvre.

Le 28. Deux plaques semblables apparaissent sur le voile du palais à côté des amygdales.

2 mars. L'éruption disparaît. Desquamation de la face, du cou et des avant-bras.

Le 9. Guérison complète de l'angine. Desquamation généralisée.

Examen bactériologique. — Des colonies de *streptocoques* et de *staphylococcus pyogenes aureus*, celles-ci en grande quantité, ont poussé sur les tubes de gélose ensemencés le 27 février.

OBS. XLVIII. — *Scarlatine. Angine pseudo-membraneuse précoce. Croup. Trachéotomie. Mort.*

P..., Georges, âgé de 6 ans et demi, entre le 22 février 1890 dans le service de M. Sevestre, au pavillon d'isolement de la scarlatine.

Le 20 février, mal de gorge, vomissements, fièvre.

Le 21. Éruption de scarlatine généralisée.

Le 23. Angine grave d'apparence diphtérique, amygdales très tuméfiées et très rouges, recouvertes, ainsi que toute la luette, de fausses membranes épaisses.

Engorgement ganglionnaire au cou assez considérable. Éruption miliaire rouge, surtout au tronc.

Le 24. Les fausses membranes ont envahi tout le voile du palais et la partie postérieure de la voûte palatine. L'engorgement ganglionnaire a augmenté. La voix reste claire. En présence de caractères aussi inquiétants, on fait passer l'enfant au pavillon de la diphtérie, le 27 février. C'est à ce moment que nous avons pris dans la gorge des débris de fausses membranes pour les ensemencer sur gélose.

7 mars. Huit jours après l'entrée de l'enfant au pavillon de la diphtérie, la voix devient rauque, l'enfant a du tirage, mais surtout de la dyspnée. On constate le 12 mars un foyer de broncho-pneumonie dans la fosse sous-épineuse droite. Dans la soirée le tirage devient menaçant. On pratique la trachéotomie. Pendant l'opération l'enfant rejette des fausses membranes par l'incision trachéale. Il meurt dans la matinée du 13 mars.

L'examen bactériologique des tubes de gélose, ensemencés le 27 février, ne nous a révélé la présence que de streptocoques sans aucun autre micro-organisme. Aucune des colonies ne contenait de bacilles de Löffler.

Nous pensons qu'au moment où l'ensemencement a été fait, l'enfant n'avait pas encore la diphtérie. On remarquera que le croup n'a débuté que 8 jours après le passage du malade au pavillon d'isolement de la diphtérie. Or il avait été placé dans une chambre où se trouvait en même temps un autre enfant qui nous a fourni notre onzième observation. Les fausses membranes de ce dernier contenaient le bacille de Löffler, ainsi que nous l'avons constaté.

Il est donc bien probable que c'est par lui qu'il a été infecté secondairement. Il est regrettable que nous n'ayons pu faire l'examen bactériologique des fausses membranes lorsque le croup a débuté ; mais nous n'avons pas été averti de la complication qui était survenue et nous ne l'avons apprise que quelques jours après la mort de l'enfant.

Obs. XLIX. — *Scarlatine. Angine pseudo-membraneuse précoce. Guérison.*

B..., Emilie, âgée de 8 ans, entre le 14 mars dans le service de M. Cadet de Gassicourt, salle Bretonneau (pavillon de la diphtérie.) La maladie débute le 7 mars par du délire et une fièvre vive, accompagnés d'une éruption de scarlatine.

Le 12 mars l'enfant se plaint de la gorge ; les ganglions du cou s'engorgent.

Le 14. Fausses membranes épaisses sur les amygdales, le voile du palais et la luette. Plaques blanchâtres, pseudo-membraneuses sur la langue. Engorgement marqué des ganglions sous-maxillaires des deux côtés. Haleine fétide. Jetage abondant par le nez. L'éruption commence à s'effacer.

Le 20. L'angine se présente toujours sous le même aspect. La voix reste claire, il n'y a pas de croup ; mais l'enfant a de la dyspnée et on constate de la matité et du souffle à la base du poumon gauche, en même temps que la température s'est élevée à 40°,6. Les jours suivants les signes ne se modifient pas et la température oscille entre 39° et 40°.

Le 26. La température retombe à la normale ; on constate des râles humides des deux côtés de la base du poumon. La gorge se déterge ; les fausses membranes sont beaucoup moins épaisses.

2 avril, il n'y a plus rien à l'auscultation des poumons. L'angine est guérie, sauf qu'il reste un léger voile grisâtre sur l'une des amygdales. Quelques jours après, l'enfant est complètement guérie.

Examen bactériologique. — Les tubes de sérum ensemencés le 15 mars montrent d'une part des colonies de *streptocoque*, de l'autre, des colonies de *staphylococcus aureus*.

Obs. L. — *Scarlatine. Angine pseudo-membraneuse précoce. Guérison.*

B..., Henri, âgé de 6 ans et demi, entre le 11 avril dans le service de M. Cadet de Gassicourt, au pavillon de la scarlatine. Malade depuis le 7 avril, il a eu de la céphalalgie et du mal de gorge. Eruption de scarlatine le 8. Epistaxis fréquentes. Constipation.

11 avril, éruption généralisée. Angine intense avec exsudat grisâtre enduisant les amygdales et la luette. Rougeur du voile du palais.

Le 12, l'éruption pâlit. L'état de la gorge reste le même.

Le 14. Exsudat blanc, épais sur les deux amygdales, le bord libre du voile du palais et la luette. Deux plaques pseudo-membraneuses de la dimension d'une pièce de 20 centimes empiètent sur la face antérieure du voile du palais de chaque côté de la luette. Léger engorgement des ganglions du cou. L'éruption a disparu.

Examen bactériologique. — 3 tubes de sérum ensemencés le 14 avril donnent des cultures de *streptocoques* et de *staphylococcus aureus*, ainsi que des sarcines.

Obs. LI. — *Scarlatine maligne. Angine pseudo-membraneuse précoce. Mort.*

G..., Gaston, âgé de 5 ans 1/2, entre le 27 septembre 1890, dans le service de M. Sevestre, pavillon de la scarlatine. Il est malade depuis la veille, s'est plaint de céphalalgie et de mal de gorge. L'éruption s'est montrée dans la même journée.

27 septembre. T. M. 38°,9. S. 39°,2. Eruption de scarlatine généralisée. Fausses membranes blanchâtres sur l'amygdale droite. Le reste de la gorge est très rouge. Du côté gauche on trouve un ganglion sous-maxillaire très augmenté de volume.

Le 28. T. M. 40°,2. S. 38°,7. Délire. Les fausses membranes se sont étendues aux deux amygdales et à la luette.

Le 29. Délire violent. Éruption toujours très prononcée. Les fausses membranes ont envahi la voûte palatine. T. M. 39°,4. S. 39°.

Le 30. Rien de particulier à l'auscultation du poumon, ni du cœur. T. M. 37°,6. Grand affaiblissement. Mort dans l'après-midi. On a fait l'ensemencement des fausses membranes sur des tubes de sérum et d'agar une heure après la mort. On a pu constater à ce moment que les deux amygdales, mais surtout la droite, étaient profondément ulcérées.

Examen bactériologique. — Aucun des tubes de sérum ensemencés ne contient de bacilles de Löffler, mais seulement des colonies de petits bacilles très courts et très épais et de cocci.

Les tubes d'agar contiennent des colonies de *streptocoques* en quantité.

b) *Angine pseudo-membraneuse précoce diphtérique.*

Voici maintenant une observation dans laquelle, bien que l'angine n'ait présenté cliniquement aucune différence avec les précédentes, la scarlatine s'était, dès les premiers jours, compliquée d'une diphtérie vraie, comme l'a prouvé l'ensemencement des fausses membranes sur sérum.

Et cependant dans les deux premiers jours qui ont suivi l'entrée du petit malade à l'hôpital, l'exsudat avait tellement l'apparence pultacée, que le doute n'était pas permis.

Nous ne pensons pas qu'il s'agisse là d'une infection survenue à l'hôpital ; car elle se serait manifestée bien rapidement, puisque quatre jours après l'entrée de l'enfant, la nature diphtérique de l'angine était bactériologiquement confirmée ; de plus il n'y avait pas eu, à notre connaissance du moins, d'angine diphtérique, depuis plusieurs mois au pavillon de la scarlatine. Ce fait prouve ce que nous avions déjà prévu, c'est que la scarlatine peut exceptionnellement dès le début se compliquer de diphtérie vraie.

OBS. LII. — *Scarlatine maligne. Angine pseudo-membraneuse précoce. Diphtérie. Mort.*

D..., Alexandre, entre le 26 juin 1890, au pavillon d'isolement de la scarlatine dans le service de M. Legroux. Depuis la veille, il a de la céphalalgie, des vomissements et de l'angine. Le matin de son entrée, s'est montrée une éruption de scarlatine. T. S. 40°,5.

27 juin. T. M. 40°. S. 40°,6. Agitation. Un peu de délire. Éruption de scarlatine généralisée. La langue est rouge, dépouillée. Les amygdales tuméfiées,

sont légèrement recouvertes d'un enduit blanchâtre, friable, s'enlevant très aisément. M. Legroux n'hésite pas à le considérer comme un enduit pultacé. Nous jugeons l'examen bactériologique inutile. Il y a de l'engorgement des ganglions sous-maxillaires et de l'albumine dans les urines.

Le 28. T. M. 39°,2. S. 40°,2, 4 bains à 28°. Agitation nocturne. Délire. Rien à l'examen des poumons, ni du cœur. Le dépôt pseudo-membraneux s'est étendu dans la gorge, est grisâtre, a un aspect diphtérique.

Le 29. T. M. 39°,5. S. 40°,2. 6 bains à 20°.

Des fausses membranes grisâtres, épaisses, recouvrent les amygdales, les piliers du voile du palais et la luette. Haleine très fétide.

Le 30. T. M. 39°,5. Ensemencement des fausses membranes sur sérum et agar. A ce moment on constate que toute la moitié supérieure du pilier antérieur gauche, du voile du palais est assez profondément ulcéré et présente un aspect gangreneux. On fait passer l'enfant au pavillon de la diphtérie où il meurt.

Examen bactériologique. — Les tubes de sérum contiennent une grande quantité de colonies de *bacilles de Löffler*, dont la virulence a été constatée par l'inoculation à un cobaye.

c) *Forme angineuse. Angine pseudo-membraneuse précoce septique.*

Nous croyons qu'il est difficile de réaliser le tableau clinique de l'angine diphtérique toxique mieux que dans le cas qui fait le sujet de l'observation suivante. Ici la scarlatine n'est rien, l'angine est tout. Non seulement on constate de l'empâtement diffus et un gonflement énorme de toute la région sous-maxillaire ; mais encore le teint est tout à fait plombé, il y a du coryza pseudo-membraneux. Et cependant il ne s'agit pas de diphtérie!

OBS. LIII. — *Scarlatine. Angine pseudo-membraneuse précoce septique. Mort. Autopsie.*

G..., Albert, âgé de 2 ans, entre le 14 août dans le service de M. Sevestre, pavillon de la scarlatine. C'est un enfant rachitique. Ses deux frères sont en ce moment malades de la scarlatine.

9 août, il a eu des vomissements, de la céphalalgie, du mal de gorge. Ses parents ne se sont pas aperçus qu'il ait eu une éruption.

Le 15. T. M. 37°,8. S. 40°. Teint très pâle, plombé. Abattement très marqué. L'éruption n'a pas un aspect scarlatiniforme bien net. Elle est constituée par de petites taches rouge pâle, ressemblant un peu à des marbrures. Ces taches se voient seulement sur le ventre, les membres supérieurs et autour du menton. D'épaisses fausses membranes grisâtres couvrent les amygdales, le voile du palais, la luette et la partie postérieure de la voûte palatine. La muqueuse des parties atteintes saigne au moindre attouchement. Ensemencement sur sérum et agar. L'haleine est fétide.

On constate des plaques pseudo-membraneuses blanches aux commissures des lèvres. Le cou, tuméfié en masse, déborde largement des deux côtés l'angle des mâchoires, l'orifice antérieur des fosses nasales laisse écouler du pus en abondance. Les parois des fosses nasales, sont tapissées d'épaisses fausses-membranes blanches. L'air ne passe plus par le nez. Les yeux sont rouges, larmoyants. La respiration est stertoreuse. On constate à l'auscultation des râles de bronchite disséminés des 2 côtés.

Aux deux mains, entre le pouce et l'index se voient des squames épidermiques assez larges. Un peu de desquamation furfuracée au haut de la poitrine. T. M. 38⁰,6. S. 41⁰.

Le 16. Éruption nouvelle de scarlatine en larges plaques rouge pourpre sur les membres supérieurs et la face. La face est entièrement bouffie. Dyspnée très intense. Râles de bronchite dans toute la poitrine. On retire du nez des fausses membranes ayant près d'un cent. carré de surface et de 2 millim. d'épaisseur. Une d'elles recueillie avec des pinces sert à ensemencer des tubes de sérum. On la laisse dans l'un d'eux. La gorge a gardé toujours le même aspect adynamie complète. Décès dans la nuit.

Autopsie (31 heures après la mort). — Le cadavre ne présente pas de rigidité cadavérique. Le ventre commence à prendre une teinte verdâtre. Taches ecchymotiques à la partie postérieure du tronc et à la face interne des cuisses. Déformations rachitiques du thorax, qui est en carène, surtout du côté gauche. Incurvation du tibia droit. Rien du côté de l'abdomen. Le péricarde renferme un peu de liquide citrin. On prend dans des pipettes stérilisées du sang du cœur droit, du lobe inférieur du poumon gauche. du foie, de la rate et des reins. On en fait des ensemencements dans des tubes d'agar. On place dans l'alcool absolu les amygdales, un ganglion sous-maxillaire, des morceaux de poumon, foie, rate et reins.

Les *amygdales* sont creusées de profondes ulcérations ; on voit encore à leur surface de petits fragments de fausses membranes. On retrouve quelques fausses membranes à la partie supérieure de l'œsophage.

Dans le *larynx*, on constate une légère rougeur de la muqueuse, du muco-pus, mais pas de fausses membranes. Rien dans la *trachée,* ni les *bronches.*

Les *fosses nasales* sont encore remplies de fausses membranes. On n'a pu en faire un examen complet. Les *ganglions sous-maxillaires* sont très volumineux, gros comme de petites noix.

Le *cœur* s'est arrêté en systole. Les parois sont dures et ne présentent pas de coloration feuille-morte. Poids 65 gr. A l'ouverture des cavités droites se voient quelques caillots fibrineux. Les orifices sont sains. Un gros caillot fibrineux est engagé dans l'aorte, d'autres plus petits remplissent l'oreillette gauche et passent au travers de l'orifice mitral qui est sain, de même que l'orifice aortique. Le muscle cardiaque est résistant à la coupe, sa coloration est normale.

Au *poumon droit,* il y a de la congestion le long du bord postérieur. Il sort à la coupe du muco-pus et du sang des petites bronches. Le poumon crépite bien. Pas de noyaux de broncho-pneumonie, pas d'hépatisation. Poids 100 gr. Le *poumon gauche* présente le même aspect. Il pèse 82 grammes.

Le *foie* présente une coloration rouge sombre avec des marbrures qui font à sa surface de larges plaques blanc jaunâtre. La *vésicule* renferme un peu de bile jaunâtre. A la coupe du foie, la lobulation apparaît très nette. La teinte générale est jaune pâle. Le parenchyme paraît gros au toucher.

La *rate* est dure, petite, a son aspect normal. Elle pèse 48 grammes.

L'*estomac*, l'*intestin*, le *pancréas* ne présentent rien de particulier. Les *reins* sont pâles à la surface, comme à la coupe. Ils se décortiquent aisément. Le rein droit pèse 44 grammes, le gauche 46 grammes.

Examen bactériologique: 1° *Ensemencement du 15 août* fait avec des fausses membranes. Les tubes de sérum ne contiennent que des colonies de cocci, pas de bacilles de Löffler. Les tubes d'agar montrent de nombreuses colonies de *streptocoques* et de *staphylocoques dorés*, avec quelques colonies de bacilles très longs et très épais n'ayant aucune ressemblance avec les bacilles de Löffler.

2° *Ensemencement du 16 août* fait avec une fausse membrane nasale : Les tubes de sérum ne contiennent pas de bacilles de Löffler, mais des colonies de *staphylococcus* et de nombreuses petites colonies grisâtres, grosses comme des têtes d'épingles, de petits bacilles non mobiles, épais et très courts.

3° *Ensemencement du 18 août* fait avec le sang des organes : Les tubes d'agar sont restés stériles, bien qu'on les ait laissés plus d'un mois à l'étuve à 36°.

4° *Les coupes* d'organes, traitées par la méthode de Gram, n'ont montré de streptocoques que dans les amygdales. En revanche dans ces organes, ils farcissent le parenchyme jusqu'à une grande profondeur, comme on peut en juger par la figure de la planche.

d) *Angines pseudo-membraneuses tardives.*

Les quatre observations qui vont suivre, se rapportent à des angines pseudo-membraneuses tardives de la scarlatine. Il ne s'agit pas de ces cas très graves accompagnés de croup, tels que ceux décrits par Trousseau ; et cependant dans trois de ces cas l'examen bactériologique a démontré qu'il s'agissait bien d'une infection secondaire par le bacille de Loeffler.

Obs. LIV. — *Scarlatine. Angine pseudo-membraneuse tardive. Dipthérie. Guérison.*

W..., Marie, âgée de 3 ans 1/2, entre le 18 juillet au pavillon de la diphtérie, dans le service de M. Sevestre. Elle était à l'hôpital Trousseau depuis environ un mois ; elle était soignée pour une rougeole.

18 uillet, on s'aperçoit qu'elle a des fausses membranes dans la gorge et on la fait passer au pavillon de la diphtérie. Son frère y était à ce moment en traitement pour une scarlatine accompagnée d'angine pseudo-membraneuse, qu'il venait de contracter au pavillon de la rougeole.

État actuel. — T. S. 38°,4. On voit des fausses membranes grisâtres sur les deux amygdales, surtout sur la gauche et sur la luette. Pas de douleur à la déglutition. Un peu d'engorgement des ganglions sous-maxillaires. Pas de jetage nasal. La voix est claire.

Le 19. T. M. 37°,8. S. 39°,8. Le corps se couvre de squames furfuracées, mais aux extrémités les squames se détachent par larges plaques, qui ne laissent pas de doute. Il s'agit d'une scarlatine dont l'éruption a passé inaperçue. (Ensemencement des fausses membranes sur sérum et agar).

Le 20. T. M. 38°. S. 38°,8. La desquamation est de plus en plus nette. La gorge se déterge.

Le 25. Température normale. La gorge est guérie. Otite suppurée à droite.

Examen bactériologique. — Les tubes de sérum contiennent une grande quantité de colonies de *bacilles de Löffler*, dont la virulence a été constatée par l'inoculation à un cobaye.

OBS. LV. — *Scarlatine. Angine pseudo–membraneuse tardive. Diphtérie. Guérison* (1).

V..., Jules, âgé de 2 ans et demi, entre le 29 novembre dans le service de M. Legroux, salle Bretonneau (pavillon de la diphtérie). L'enfant est malade depuis le 20 novembre.

Le 21 novembre il a eu une éruption de scarlatine. Il a mal à la gorge depuis deux jours. Son père et sa mère ont également une angine dont on n'a pu constater la nature.

Le 29. Les deux amygdales et la luette sont tapissées de fausses membranes blanches. Adénopathie sous-maxillaire gauche assez marquée. Pas de jetage. La voix est rauque. Il n'y a pas de tirage. L'éruption s'efface.

Le 2 décembre, les fausses membranes persistent sur les amygdales, il en reste encore une petite plaque sur la base de la luette à droite. L'éruption a disparu.

Le 9. Les fausses membranes ne recouvrent plus que l'amygdale droite. La voix est redevenue claire.

Le 13. Très léger voile blanchâtre sur le pilier postérieur droit. Desquamation légère. Bon état général.

Le 15. L'angine est complètement guérie.

Examen bactériologique. — Les tubes de sérum ensemencés le 9 décembre ont donné de nombreuses colonies renfermant un bacille morphologiquement

(1) Les observations LV et LVI ont déjà été publiées dans notre mémoire fait en collaboration avec M. R. WURTZ. *Arch. de méd. expérim.*, 1er mai 1890, n° 3.

semblable au *bacille de Löffler*. Les cultures sur les différents milieux ont également reproduit les aspects décrits par Löffler.

OBS. LVI. — *Scarlatine. Angine pseudo-membraneuse tardive. Diphtérie. Mort.*

B..., M., âgé de 6 ans 1/2 entre le 19 janvier 1890 dans le service de M. Legroux, au pavillon de la scarlatine. Son frère est actuellement en traitement à l'hôpital Trousseau pour une angine diphtérique.

18 janvier. Mal de gorge et éruption de scarlatine. A son entrée à l'hôpital, éruption généralisée, angine pultacée assez douloureuse. Engorgement assez marqué des ganglions sous-maxillaires.

Le 26. Douleurs légères dans les poignets.

10 février. Œdème de la face, albuminurie abondante.

Le 17. Hématurie assez abondante.

Le 24. Il se fait un dépôt de fausses membranes blanchâtres sur l'amygdale gauche et la partie supérieure des deux piliers postérieurs. La luette n'a rien. Albuminurie persistante.

Le 25. L'exsudat a pris un aspect nettement diphtérique, la luette est recouverte. Les ganglions du cou sont très gros. La voix est éteinte, la toux rauque.

On a fait passer l'enfant au pavillon de la diphtérie, où le croup et l'angine disparaissent au bout d'une quinzaine de jours. La néphrite fait au contraire des progrès constants. Vers la fin de mars, il est emmené par ses parents. Nous avons appris qu'il était mort chez lui au bout de quelques jours.

Il s'agit bien dans ce cas d'une angine pseudo-membraneuse survenue dans la convalescence de la scarlatine (5 semaines après l'éruption).

Examen bactériologique. — Les tubes de sérum ensemencés le 26 février donnent des colonies de *bacilles de Löffler*, des colonies de *streptocoques* et des impuretés. Les bacilles sur les différents milieux ont donné tous les caractères du bacille de Löffler.

Il ne faudrait pas tirer des exemples précédents cette conclusion, que, même dans les cas bénins, l'angine pseudo-membraneuse tardive de la scarlatine soit nécessairement de nature diphtérique. Voici en effet une observation qui prouve qu'on peut trouver des exceptions à cette règle.

OBS. LVII. — *Scarlatine. Angine pseudo-membraneuse tardive. Guérison.*

V..., Henri, âgé de 3 ans, était entré le 19 mai au pavillon de la scarlatine. La scarlatine avait évolué normalement. Il avait eu une angine rouge sans enduit pultacé, puis était entré en convalescence et avait été tout à fait bien portant jusqu'au 16 juin.

16 juin.. T. M. 38°. S. 38°,8. On constate un peu de rougeur des amygdales.

Le 17. T. M. 38°. S. 39°. Même état. .

Le 18. T. M. 38°,5. S. 39°,6. Les amygdales sont grosses, tuméfiées, très rouges. Sur chacune d'elles, au niveau des cryptes se détachent cinq ou six amas pultacés, d'une blancheur éclatante, ayant chacun les dimensions d'une petite lentille.

Les ganglions sous-maxillaires sont un peu engorgés. Pas de pâleur, pas d'abattement.

Le 19. T. M. 40°. S. 39°,6.

Le 20. T. M. 38°,4. S. 40°.

Le 21. T. M. 38°. S. 38°,5.

L'exsudat s'est étendu et forme des plaques pseudo-membraneuses d'un blanc grisâtre, se détachant difficilement, sur chaque amygdale. On constate encore une plaque blanche sur le pilier antérieur droit du voile du palais, une autre à la base de la luette.

Le 22. T. M. 38°,4 S. 39°. Même état.

Le 23. T. M. 37°,6. La température reste normale à partir de ce moment. L'état de la gorge ne s'est pas modifié. Les fausses membranes se reproduisent toujours. Les ganglions sous-maxillaires sont peu tuméfiés. Il n'y a pas d'albumine dans les urines.

M. Legroux fait passer l'enfant au pavillon de la diphtérie. (Ensemencement sur sérum et agar.)

Le 25. Les fausses membranes se reproduisent moins.

Le 27. L'angine est complètement guérie.

Examen bactériologique. — Les tubes de sérum ne contiennent que quelques colonies de *streptocoques* et quelques petites colonies grisâtres, en tête d'épingle, formées de petits bacilles très courts. Les tubes d'agar contiennent de nombreuses colonies de *streptocoques*, de larges traînées de colonies de *bacterium coli commune*, enfin quelques grosses colonies opaques de *micrococcus A*.

RÉSULTATS DES EXAMENS BACTÉRIOLOGIQUES

On voit que dans les 30 cas d'angines scarlatineuses pour chacun desquels nous avons fait un examen bactériologique, nous avons obtenu les résultats suivants :

Dans les 7 cas d'*angines érythémateuses*, nous avons toujours trouvé un streptocoque. Nous avons encore pu isoler dans 5 de ces cas le micrococcus A, dans 3 le bacterium coli commune, dans 2, le staphylococcus pyogenes albus.

Le bacille de Loeffler a été trouvé une seule fois sur 18 cas d'*angines pseudo-membraneuses précoces*. Dans les 17 autres cas, nous avons constamment trouvé un streptocoque, 9 fois le staphylococcus pyogenes aureus, 4 fois le bacterium coli commune, 1 fois le micrococcus A, et 1 fois le staphylococcus pyogenes albus.

Le bacille de Loeffler a été constaté trois fois sur quatre dans les *angines pseudo-membraneuses tardives*. Dans le cas unique où il faisait défaut, on trouvait un streptocoque, le micrococcus A, et le bacterium coli commune.

Nous allons maintenant donner la morphologie et les résultats d'inoculation aux animaux de ce streptocoque, qui s'est toujours montré identique.

Streptocoque trouvé dans les angines scarlatineuses.

Morphologie

Ce micro-organisme est formé de cocci en chaînettes. Chacun des éléments de la chaînette est le plus souvent parfaitement rond, mais il peut être ovalaire, son grand axe étant perpendiculaire à l'axe de la chaînette ou au contraire aplati, allongé suivant cet axe. Dans les cultures récentes on trouve souvent dans une même chaînette des cocci beaucoup plus gros que les autres. On observe aussi dans les cultures, lorsque le streptocoque provient récemment d'un organisme vivant, des formes allongées, presque bacillaires, très arrondies à leurs deux extrémités et dont la longueur atteint le triple de la largeur. Sur quelques-uns de ces éléments, on voit un étranglement médian, qui ne tarde pas à s'accentuer, donnant à l'organisme la forme d'un 8 de chiffre et formant alors un véritable diplocoque.

Ces formes, peut-être des arthrospores, disparaissent dans des cultures successives ; à la 3e culture, les éléments de la plupart des chaînettes ont repris la forme ronde. Dans les cultures assez anciennes, on peut observer à l'aide d'un très fort grossissement, que dans certaines chaînettes, chaque coccus est traversé par un espace qui ne se colore pas et reste clair. Cette bande claire est le plus souvent perpendiculaire à l'axe de la chaînette ; elle lui est quelquefois parallèle. Cette sorte de segmentation du coccus a déjà été décrite par Loeffler. Ces formes ont été figurées, pl., fig. 5.

Les éléments de ce streptocoque se disposent généralement en chaînettes ; mais on observe qu'ils sont presque toujours groupés par paires, formant ainsi une série de diplocoques. C'est sous cette forme élémentaire de la chaînette, sous l'aspect de diplocoques, qu'on rencontre souvent ce micro-organisme dans le sang des animaux tués par inoculation intra-veineuse. Cultivées sur les milieux solides, les chaînettes s'amassent les unes contre les autres et se confondent. Mais à la périphérie, des préparations obtenues avec ce streptocoque ainsi cultivé, on distingue des chapelets de 8 ou 10 grains bien isolés et caractéristiques. C'est dans le bouillon que les chaînes se montrent les plus longues et les plus flexueuses, elles peuvent alors être formées d'une cinquantaine d'articles et même plus. Ce streptocoque se colore bien par toutes les couleurs d'aniline et par la méthode de Gram.

CULTURES

Cultures dans le bouillon. — Après un séjour de 24 heures à l'étuve à 36°, dans la plupart des cas, le bouillon est clair. C'est au fond du tube que se dépose la culture sous forme d'un flocon blanc, semblable à un flocon de mucus tombé au fond d'un tube d'urine. Dans quelques cas, nous avons vu le bouillon ensemencé troublé au moment où on le retirait de l'étuve ; il fallait alors quelques heures, parfois un ou deux jours, pour que la culture déposât au fond du tube et que la partie supérieure redevînt absolument limpide. Nous ne savons à quoi attribuer ces variations.

Cultures dans la gélatine. — Ensemencé en piqûre dans un tube de gélatine placé à 24°, le streptocoque se développe lentement. Ce n'est que le 3e ou 4e jour que commencent à apparaître le long du trait de piqûre de petites colonies sphériques, en boules blanches de la grosseur d'un petit grain de millet. Elles sont séparées les unes des autre par un intervalle triple au moins de leur diamètre, qui peut atteindre un demi-millimètre. Sur les plaques de gélatine, les colonies se montrent à un faible grossissement sous forme de gouttelettes claires, transparentes, qui, en grossissant, deviennent granuleuses.

Cultures sur agar. — Sur un tube incliné, laissé 24 heures à 36°, il donne une traînée gris blanchâtre formée de petites colonies punctiformes, serrées les unes contre les autres. (Voir. pl., fig. 2).

Cultures sur sérum. — Sur un tube incliné laissé 24 heures à 36°, il forme le long du trait d'ensemencement un enduit grisâtre très mince.

Cultures sur pomme de terre. — On n'observe aucun développement à l'œil nu. Mais en raclant la surface de la pomme de terre, on peut étaler sur une lamelle des cocci en quantité assez considérable, isolés ou en amas, mais non plus en chaînettes.

Culture dans le vide. — Dans du bouillon, le streptocoque a très bien poussé après un séjour de 24 heures à l'étuve à 39°.

Durée de la vie de ce streptocoque dans les cultures. — Elle n'est pas en général très longue. Il est rare après 3 semaines que ses colonies puissent servir à de nouveaux ensemencements. Nous avons même observé que des bouillons ensemencés dans un cas depuis 6 jours, dans l'autre depuis 11 jours (obs. XLV) étaient devenus impropres au réensemencement. Il en était de même pour des cultures sur gélose vieilles de 13 jours (obs. XLVI et XLVII).

Durée de la vie de ce streptocoque dans la gorge des scarlatineux. — **Kurth** (1) dit avoir isolé du mucus pharyngé d'un scarlatineux au 9e jour, en pleine desquamation un streptocoque présentant tous les caractères du streptococcus pyogenes.

Nous avons recherché ce streptocoque par ensemencement en stries successives sur agar dans la gorge de scarlatineux entrés depuis longtemps en convalescence : Voici nos résultats.

NUMÉROS	NOMS	NATURE DE L'ANGINE	SCARLATINE depuis	ANGINE GUÉRIE depuis	RÉSULTATS bactériologiques
1	C... Maurice.. (obs. XI.)	Angine pseudo-membraneuse précoce.	53 jours	37 jours	» »
2	Ch... Pierre.. (obs. XXI.)	Angine érythémateuse.	47 jours	41 jours	Streptocoque.
3	L... Albert...	Angine pseudo-membraneuse précoce.	45 jours	30 jours	» »
4	L... .... (obs. XXXIV.)	Angine érythémateuse.	45 jours	37 jours	» »
5	D... Juliette..	Angine érythémateuse.	34 jours	26 jours	Streptocoque.
6	Kl... Gabriel.	Angine pseudo-membraneuse précoce.	27 jours	12 jours	» »

Dans les 2 cas où nous avons isolé ce streptocoque, il a poussé très maigrement dans du bouillon à 36° (2e culture) et il n'a pas été possible

---

(1) KURTH. Beiträge zur Kentniss des Vorkommens der pathogenen Streptokokken im menschlichen Körper (Verein für innere Medicin. Sitzung am 29 okt. 1889 *Berlin. klin. Wochenschrift*, 1889, n° 45.

d'obtenir une 3e culture ; des tubes de gélatine ensemencés sont restés stériles.

Les chaînettes présentaient les mêmes caractères que celles du streptocoque rencontré dans les angines de la scarlatine.

Expériences d'inoculation

Avec les cultures du streptocoque isolé dans les angines scarlatineuses nous avons fait les expériences suivantes sur divers animaux (lapins, cobayes, souris, pigeons).

Lapins.

1° *Inoculations intra-veineuses.*

Angines éryythémateuses : *Lapin I.* — Inoculation faite dans la veine marginale de l'oreille, avec un quart de centimètre cube de bouillon (3e culture) ensemencé de streptocoques, qui ont été isolés dans le cas rapporté dans l'obs. XXVIII. (Culture datant de 24 heures, obtenue 7 jours après l'ensemencement direct du mucus des amygdales sur agar.).

Le lapin est mort aubout de 24 heures.

A l'*autopsie :* les intestins et l'estomac sont distendus, comme paralysés ; le foie est énorme, très congestionné ; la rate petite, les reins gros et pâles. Rien du côté des autres organes, ni des articulations. Le sang du cœur, de la rate et du foie est ensemencé sur des tubes d'agar. Le lendemain ces tubes placés à l'étuve à 36°, sont remplis exclusivement de colonies de streptocoques.

Lapin II. — Inoculation faite dans la veine marginale de l'oreille avec un quart de centimètre cube de bouillon (3e culture) ensemencé de streptocoques, qui ont été isolés dans le cas rapporté dans l'obs. XXIX. (Culture datant de 24 heures, obtenue 3 jours après l'ensemencement direct du mucus des amygdales sur agar.)

Le lapin est mort au bout de 2 jours.

A l'*autopsie :* sérosité sanguinolente dans l'abdomen. Foie et rate de volume normal. Les reins sont congestionnés. Le sang du cœur, du foie et de la rate est ensemencé sur des tubes d'agar. Le lendemain tous les tubes ensemencés contiennent des cultures pures de streptocoques.

Lapin III. — Inoculation faite dans la veine marginale de l'oreille avec un quart de centimètre cube de bouillon (4e culture) ensemencé de streptocoques, qui ont été isolés dans le cas rapporté dans l'obs. XXXI. (Culture datant de 24 heures, obtenue 10 jours après l'ensemencement direct du mucus des amygdales sur agar).

Il est mort 10 jours après.

A l'*autopsie :* le foie et les reins sont gros et congestionnés, la rate est petite l'intestin météorisé. Le sang du cœur, du foie et de la rate est ensemencé sur des tubes d'agar, qui restent stériles.

ANGINES PSEUDO-MEMBRANEUSES : *Lapin IV.* — Inoculation faite dans la veine marginale de l'oreille avec un demi-centimètre cube de bouillon (3ᵉ culture) ensemencé de streptocoques qui ont été isolés dans le cas rapporté dans l'obs. LVII. (Culture datant de 24 heures, obtenue 3 jours après l'ensemencement direct des fausses membranes sur agar.)

Le lapin maigrit, mais ne meurt pas.

Lapin V. — Inoculation faite avec le même bouillon et dans les mêmes conditions que pour le lapin IV. Il meurt 5 jours après.

A l'*autopsie :* météorisme des intestins et de l'estomac, gros foie, rate énorme. Poumons congestionnés. Le sang du cœur, du foie et de la rate est ensemencé sur des tubes d'agar, qui sont le lendemain couverts de colonies pures de streptocoques.

Lapin VI. — Inoculation faite dans la veine marginale de l'oreille avec un demi-centimètre cube de bouillon (2ᵉ culture) ensemencé de streptocoques qui ont été isolés dans le cas rapporté dans l'observation XLIX. (Culture datant de 24 heures, obtenue 4 jours après l'ensemencement direct des fausses membranes sur sérum.)

Il meurt au bout de 4 jours.

A l'*autopsie :* le foie est assez volumineux, la rate normale ainsi que les autres viscères. Le sang du cœur, du foie et de la rate, montre à l'examen direct des diplocoques assez peu nombreux. L'ensemencement de ces organes donne de belles chaînettes de streptocoques.

Lapin VII. — Inoculation faite avec le même bouillon et dans les mêmes conditions que pour le lapin VI. Il meurt en 4 jours. Le sang du cœur et des viscères contenait le streptocoque.

Lapin VIII. — Inoculation faite dans la veine marginale de l'oreille avec un quart de centimètre cube de bouillon (5ᵉ culture), ensemencé de streptocoques qui ont été isolés dans le cas rapporté dans l'obs. XXXVI. (Culture datant de 24 heures, obtenue 10 jours après l'ensemencement direct des fausses membranes sur agar.)

Le lapin maigrit, mais ne meurt pas.

Lapin IX. — Inoculation faite dans la veine marginale de l'oreille avec un demi-centimètre cube de bouillon (4ᵉ culture) ensemencé de streptocoques qui ont été isolés dans le cas rapporté dans l'obs. LIII. (Culture datant de 24 heures, obtenue 21 jours après l'ensemencement direct des fausses membranes sur agar.)

Le lapin ne meurt pas.

Lapin X. — Inoculation faite dans la veine marginale de l'oreille avec une demi-seringue de Pravaz de bouillon (2ᵉ culture), ensemencé de streptocoques qui ont été isolés dans le cas rapporté dans l'obs. XLVII. (Culture datant de 24 heures, obtenue 3 semaines après l'ensemencement direct des fausses membranes sur agar).

Au bout de 3 jours, amaigrissement considérable, abattement. Le 6e jour, l'animal reste couché sur le flanc, avec une dyspnée intense, sans que les excitations répétées puissent le faire sortir de cet état de torpeur qui dure 6 heures. Le lendemain paraplégie complète du train de derrière. Au bout de 10 jours, l'amaigrissement est arrivé à ses dernières limites, diarrhée et mort le 13e jour.

Autopsie : Foie très gros, sang poisseux, noir ; rate très petite, décolorée. Rien dans les articulations. Tous les ensemencements sont restés stériles.

Lapins XI, XII et XIII. — On injecte dans la veine marginale de l'oreille un demi-centimètre cube de bouillon (3e culture) ensemencé de streptocoques qui ont été isolés dans le cas rapporté dans l'obs. XLV. (Culture datant de 24 heures, obtenue un mois après l'ensemencement direct des fausses membranes sur agar.)

Pas de résultat appréciable pour deux d'entre eux. Le 3e lapin meurt après 11 jours. Pas de lésion saillante à l'autopsie. Les ensemencements sont restés stériles.

2° *Inoculations sous-cutanées.*

ANGINES ÉRYTHÉMATEUSES. — *Lapin XIV :* Inoculation faite dans le tissu cellulaire sous-cutané de l'oreille avec un quart de centimètre cube de bouillon (3e culture) ensemencé de streptocoques qui ont été isolés dans le cas rapporté dans l'obs. XXVIII. (Culture datant de 24 heures, obtenue 7 jours après l'ensemencement direct du mucus des amygdales sur agar.)

Le lendemain, au point d'inoculation gonflement et rougeur érysipélateuse s'étendant sur une étendue d'environ 3 centimètres carrés. L'oreille est très chaude. Le 4e jour, il ne reste plus qu'un peu de rougeur au point d'inoculation avec deux petits abcès gros comme des pois. Ils sont incisés aseptiquement et le pus en est ensemencé dans du bouillon. Au bout de 24 heures, il y a poussé des streptocoques. Il maigrit puis meurt 3 semaines après sans qu'on trouve de streptocoques dans aucun des organes.

Lapin XV. — Inoculation faite dans le tissu cellulaire sous-cutané de l'oreille avec 1/4 de centimètre cube de bouillon (3e culture) ensemencé de streptocoques, qui ont été isolés dans le cas rapporté dans l'obs. XXIX. (Culture datant de 24 heures, obtenue 3 jours après l'ensemencement direct du mucus des amygdales sur agar.)

Le lendemain l'oreille est chaude, un peu rouge autour du point d'inoculation.

Le 4e jour, toute la base de l'oreille inoculée est le siège d'une rougeur diffuse.

Au point d'inoculation se sont formés deux petits abcès, dont le pus ensemencé dans du bouillon donne de belles chaînettes de streptocoques.

Lapin XVI. — Inoculation faite dans le tissu cellulaire sous-cutané de l'oreille avec 1/4 de centimètre cube de bouillon (4e culture) ensemencé de streptocoques, qui ont été isolés dans le cas rapporté dans l'obs. XXXI. (Culture datant de 24 heures, obtenue 10 jours après l'ensemencement direct du mucus des amygdales sur agar.)

Deux jours après, on constate au point d'inoculation une petite tuméfaction dure avec une auréole rouge. Le 5e jour, la petite tumeur ne se ramollissant pas on l'incise, il s'en écoule un peu de sérosité louche, qu'on ensemence sur agar Les tubes ensemencés mis à l'étuve à 36° restent stériles.

ANGINES PSEUDO-MEMBRANEUSES. *Lapin XVII.* — Inoculation faite dans le tissu cellulaire de l'oreille avec un quart de centimètre cube de bouillon 3ᵉ culture) ensemencé de streptocoques qui ont été isolés dans le cas rapporté dans l'obs. LVII. (Culture datant de 24 heures, obtenue 3 jours après l'ensemencement direct des fausses membranes sur agar).

Le lendemain il ne s'est fait autour du point d'inoculation qu'une petite plaque rouge grande comme une pièce de cinquante centimes. L'oreille est chaude. Tout a disparu le 3ᵉ jour.

Lapin XVIII. — Inoculation faite dans le tissu cellulaire de l'oreille avec un quart de centimètre cube de bouillon (5ᵉ culture) ensemencé de streptocoques, qui ont été isolés dans le cas rapporté dans l'obs. XLIX. (Culture datant de 24 heures, obtenue 4 jours après l'ensemencement direct des fausses membranes sur sérum) ;

Il a de la rougeur érysipélateuse de l'oreille qui dure 3 jours, puis disparaît.

Lapin XIX. — Inoculation faite dans le tissu cellulaire de l'oreille avec un quart de centimètre cube de bouillon (5ᵉ culture) ensemencé de streptocoques, qui ont été isolés dans le cas rapporté dans l'observation XXXVI. (Culture datant de 24 heures, obtenue 10 jours après l'ensemencement direct des fausses membranes sur agar.)

Deux jours après il se fait une petite tumeur dure au point d'inoculation avec rougeur érysipélateuse autour. Le 5ᵉ jour, on incise la petite tumeur, elle ne contient ni pus, ni sérosité. La rougeur érysipélateuse s'est étendue à toute la base de l'oreille, mais elle disparaît au bout de 2 jours.

Lapin XX. — On injecte dans le tissu cellulaire de l'oreille un quart de centimètre cube de bouillon (3ᵉ culture) ensemencé de streptocoques qui ont été isolés dans le cas rapporté dans l'obs. XLV. (Culture datant de 24 heures, obtenue un mois après l'ensemencement direct des fausses membranes sur agar.)

Deux jours après l'inoculation à droite un peu de rougeur et de gonflement. Etat général bon. La rougeur et le gonflement ont persisté environ 8 jours sans s'étendre. Le lapin est toujours resté bien portant.

Lapin XXI. — Inoculation faite dans les mêmes conditions que pour le lapin précédent et avec le même bouillon.

Le 4ᵉ jour, rougeur érysipélateuse avec chaleur très appréciable, étendue à la base des deux oreilles, surtout du côté gauche. Le 7ᵉ jour la rougeur s'est étendue à toute l'oreille. Le 10ᵉ jour l'érysipèle a disparu, mais on constate des abcès multiples dans l'oreille gauche, avec plaques de gangrène superficielle à la partie supérieure. Le pus de ces abcès montre des streptocoques, dont il donne des colonies pures après ensemencement dans du bouillon.

Lapin XXII. — Mêmes conditions que pour le lapin XX, sauf qu'on emploie une 4ᵉ culture. Rougeur érysipélateuse des deux oreilles, qui sont très chaudes au bout de 24 heures, l'animal est très abattu. Au bout de 4 jours, la rougeur a disparu.

3°. *Inoculations sur la conjonctive.*

Lapins XXIII et XXIV. — On badigeonne la muqueuse conjonctivale excoriée avec du bouillon (3ᵉ culture) ensemencé de streptocoques qui ont été isolés dans le cas rapporté dans l'obs. LI. (Culture datant de 24 heures obtenue quatre jours après l'ensemencement direct des fausses membranes sur agar.)

Les conjonctives deviennent un peu rouges, mais il ne se forme pas d'exsudat.

Lapins XXV et XXVI. — Après excoriation de la muqueuse conjonctivale, on la badigeonne avec du bouillon (4ᵉ culture) ensemencé de streptocoques qui ont été isolés dans le cas rapporté dans l'obs. LIII. (Culture datant de 24 heures, obtenue 21 jours après l'ensemencement direct des fausses membranes sur agar.)

Aucun exsudat ne se produit sur les conjonctives qui restent saines.

Cobayes.

Cobaye I. — Inoculation faite dans le péritoine sous-cutané du ventre avec quelques gouttes de bouillon (4ᵉ culture) ensemencé de streptocoques qui ont été isolés dans le cas rapporté dans l'obs. XLIX. (Culture datant de 24 heures obtenue 6 jours après l'ensemencement direct des fausses membranes sur sérum.)

Aucun accident.

Cobaye II. — Inoculation faite dans le tissu cellulaire sous-cutané du ventre avec quelques gouttes de bouillon (3ᵉ culture) ensemencé de streptocoques qui ont été isolés dans le cas rapporté dans l'obs. XLV. (Culture datant de 24 heures, obtenue un mois après l'ensemencement direct des fausses membranes sur agar.)

Deux jours après, petite induration de la grosseur d'un pois au niveau du point d'inoculation. Au bout de 4 jours, on constate un nouveau noyau d'induration juxtaposé au premier. Ces deux noyaux persistent 15 jours et se ramollissent. A l'ouverture, on trouve du pus dont l'ensemencement est resté stérile.

Cobaye III. — On badigeonne sa muqueuse palatine excoriée avec une 2ᵉ culture de streptocoques provenant du cas rapporté dans l'obs. XLIII. Il ne se produit rien.

Souris blanches.

ANGINES ÉRYTHÉMATEUSES : *Souris I et II.* — Inoculation sous-cutanée à la racine de la queue de quelques gouttes d'une 3ᵉ culture de streptocoques recueillis dans le cas qui a été rapporté dans l'obs. XXVIII. Il ne se produit rien.

Souris III et IV. — Inoculation sous-cutanée à la racine de la queue de quelques gouttes d'une troisième culture de streptocoques isolés dans le cas qui a été rapporté dans l'observation XXIX. Il ne se produit rien.

Souris V. — Inoculation sous-cutanée à la racine de la queue de quelques gouttes d'une 4ᵉ culture de streptocoques isolés dans le cas qui a été rapporté dans l'obs. XXXI. Aucun résultat.

ANGINES PSEUDO-MEMBRANEUSES. — *Souris VI et VII.* — Inoculation sous-cutanée à la racine de la queue de quelques gouttes d'une 3e culture de streptocoques isolés dans le cas qui a été rapporté dans l'obs. LVII, Rien ne se produit.

Souris VIII et IX. — Inoculation sous-cutanée à la racine de la queue de quelques gouttes d'une quatrième culture du streptocoque isolé dans le cas qui a été rapporté dans l'obs. XLIX. Elles meurent toutes deux au bout de 2 jours.

L'autopsie montre de l'hypertrophie de la rate et des ganglions de l'aine, L'ensemencement du sang du cœur donne des cultures pures de streptocoques formant des chaînettes qui deviennent très longues dans le bouillon.

Souris X. — Inoculation sous-cutanée à la racine de la queue de quelques gouttes d'une 5e culture de streptocoques isolés dans le cas qui a été rapporté dans l'obs. XXXVI. Pas de résultat.

Souris XI. — Inoculation sous-cutanée à la racine de la queue de quelques gouttes d'une 4e culture de streptocoques isolés dans le cas qui a été rapporté dans l'obs. XXXI. Il ne se produit rien.

Souris XII, XIII, XIV et XV. — 4 souris sont inoculées sous la peau du dos avec quelques gouttes d'une 3e culture de streptocoques isolés dans le cas qui est rapporté dans l'obs. LIII.

2 n'ont rien au bout de 8 jours.

La 3e meurt après 7 jours avec une eschare au point d'inoculation. A l'autopsie, les ganglions inguinaux sont très hypertrophiés, de la grosseur d'une petite lentille. La rate est doublée de volume. Le sang du cœur, du foie et de la rate, ensemencés dans le bouillon, donnent au bout de 24 heures, à 38°, des chaînettes de streptocoques.

La 4e souris, qui était malade, est tuée par accident le 9e jour. Mêmes lésions à l'autopsie que la précédente, mais les ensemencements sont restés stériles.

Pigeons.

ANGINES ÉRYTHÉMATEUSES. *Pigeon I*, badigeonné sur le plancher du bec après excoriation avec une 3e culture de streptocoques provenant du cas, qui est rapporté dans l'observation XXXI.

Le lendemain il a une plaque blanche, pseudo-membraneuse sous la langue qui dure 3 jours.

Pigeon II. — Badigeonné sur le plancher du bec après excoriation avec une 5e culture de streptocoques provenant du cas qui est rapporté dans l'observation XXXIII. Le lendemain il s'est produit sous la langue un exsudat blanchâtre étendu, qui disparaît au bout de 3 jours.

ANGINES PSEUDO-MEMBRANEUSES. *Pigeon III.* — Badigeonné sur le plancher du bec après excoriation avec une 3e culture de streptocoques provenant du cas qui est rapporté dans l'observation XL. Le lendemain on voit 2 longues traînées pseudo-membraneuses épaisses, de chaque côté de la langue. Tout a disparu 2 jours après.

Pigeon IV. — Badigeonné sur le plancher du bec, après excoriation avec une 2ᵉ culture de streptocoques provenant du cas qui est rapporté dans l'observation XLIII.

Exsudat grisâtre au bout de deux jours. Cet exsudat persiste 2 jours, puis disparaît.

Pigeons V, VI et VII. — Badigeonnés sur le plancher du bec, après excoriation, avec une 3ᵉ culture de streptocoques provenant du cas qui est rapporté dans l'obs. XLIX. Au bout de 24 heures, exsudat blanc, épais, d'aspec pultacé, recouvrant toute la muqueuse sublinguale. Cet exsudat disparaît au bout de 2 jours.

RÉSULTATS DES EXPÉRIENCES D'INOCULATIONS FAITES AVEC LE
STREPTOCOQUE DE L'ANGINE SCARLATINEUSE

On voit que le streptocoque recueilli dans les cas d'angines érythémateuses, a donné à peu près les mêmes résultats que dans les cas d'angines pseudo-membraneuses.

Les inoculations intra-veineuses avec des cultures obtenues de 3 à 7 jours après l'ensemencement direct de l'exsudat des amygdales ont tué rapidement (dans les 5 premiers jours) 5 lapins sur 6. L'ensemencement du sang des organes donnait alors des streptocoques constamment.

Les inoculations intra-veineuses avec des cultures obtenues de 10 à 21 jours après l'ensemencement direct de l'exsudat amygdalien ont tué 2 lapins sur 4. Ils sont morts l'un au bout de 10 jours, l'autre au bout de 13 jours. Les ensemencements du sang des organes sont tous restés stériles.

Les inoculations intra-veineuses avec des cultures obtenues un mois après l'ensemencement direct de l'exsudat amygdalien ont tué 1 lapin sur 3. Ce lapin est mort au bout de 11 jours. L'ensemencement du sang des organes n'a rien donné.

Les inoculations sous-cutanées ont toujours produit une rougeur diffuse érythémateuse, compliquée 4 fois de formation de petits abcès. La suppuration a été constante avec les cultures provenant des angines erythémateuses et 2 fois sur 3 on a trouvé le streptocoque dans le pus. Il ne s'est formé d'abcès qu'une fois sur 6 avec les cultures provenant des angines pseudo-membraneuses. Le pus contenait des streptocoques.

L'inoculation sous-cutanée du streptocoque chez 3 cobayes n'a donné lieu à un petit abcès que chez l'un d'eux. Le pus en est resté stérile.

5 souris blanches inoculées sous la peau avec le streptocoque des angines érythémateuses n'ont rien présenté d'anormal.

Sur 10 souris blanches inoculées sous la peau avec le streptocoque des angines pseudo-membranenses, 4 sont mortes, 2 au bout de 2 jours, 1 au bout de 7 jours, la dernière au bout de 9 jours.

Le sang des organes des 3 premières a donné des cultures pures de streptocoques.

Les ensemencements faits avec le sang de la dernière sont restés sans résultat.

Les essais faits sur les muqueuses excoriées pour obtenir des fausses membranes, ont donné des résultats différents suivant les animaux en expérience. Chez les pigeons il s'est toujours produit un exsudat pseudo-membraneux blanchâtre sur la muqueuse du bec, que le streptocoque provînt d'une angine érythémateuse ou d'une angine pseudo-membraneuse. Nous n'avons jamais pu rien obtenir sur la muqueuse palatine du cobaye, ni sur la conjonctive du lapin.

En résumé, la virulence du streptocope des angines scarlatineuses diminue bien nettement à mesure qu'on s'éloigne du moment où il a été retiré de l'organisme vivant. Il est surtout virulent pour le lapin. Il ne produit de fausses membranes que sur la muqueuse du bec des pigeons.

Nous n'avons dans aucun cas constaté d'arthrites purulentes semblables à celles que **Loeffler** a obtenues d'une façon presque constante par inoculation intra-veineuse du streptocoque qu'il a isolé.

A part cette différence, les résultats des inoculations intra-veineuses qu'a faites cet auteur concordent avec les nôtres.

Nature du streptocoque de l'angine scarlatineuse

Loeffler fait remarquer qu'il croit que le streptocoque des angines scarlatineuses et diphtériques est très voisin de l'érysipélocoque de **Fehleisen**, mais qu'il en diffère en ce qu'on le retrouve dans le sang de plusieurs animaux ayant succombé à une inoculation intra-veineuse.

Les cultures de ce streptocoque, sauf dans un cas (obs. XXXI), nous ont paru un peu plus grosses et plus apparentes que celles du streptocoque de l'érysipèle. En revanche, le streptococcus pyogenes, que nous avions isolé, dans un cas de péritonite puerpérale et dans un cas d'ar-

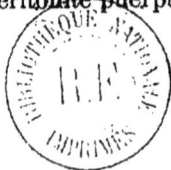

B 7

thrite purulente, nous ont donné, comme cultures et inoculations aux animaux, des résultats tout à fait semblables à ceux du streptocoque de l'angine scarlatineuse.

Nous sommes d'autant plus tentés d'identifier ce streptocoque à celui du pus, que les principales complications de ces angines sont des adénites et des otites suppurées, dans lesquelles Mᵐᵉ **Marie Raskin** a toujours retrouvé, comme agent pathogène, le même microcoque en chaînettes.

Depuis les travaux de M. **Hartmann** (1), de M. **Winckel** (2), les recherches de M. **Doyen** (3) de Reims, de MM. **Chantemesse** et **Widal** (4), on admet généralement qu'il y a identité entre le streptocoque de l'érysipèle et celui de la suppuration.

On est également tenté de rapprocher le streptocoque de l'angine de la scarlatine de celui de l'érysipèle, en présence de certains faits cliniques. **Noirot** signale l'érysipèle comme complication de la scarlatine. M. **Lasch** (5), M. **Hertzka** (6) en font aussi mention. Nous en avons donné un cas. (Tableau clinique des angines érythémateuses, nᵒ 10, p. 89.)

Mais M. **Lenhartz** reproduit une observation communiquée par le professeur **Heubner**, qui peut être comparée à une véritable expérience de laboratoire.

En voici le résumé.

OBS. LVIII. — LENHARTZ. *Jahrbuch für Kinderheilkunde,* B. XXVIII, 1888, p. 308 et 309.

Le 13 juillet 1885, en faisant une injection dans l'amygdale d'un enfant atteint d'angine scarlatineuse, le professeur Heubner reçut à la figure un débris de fausse membrane. Ce fragment tomba sur une excoriation nasale provoquée par un coryza.

Le 14. Au soir malaise.

Le 16. Engorgement des ganglions sous-maxillaires,

(1) HARTMANN. *Archiv. f. Hygiene*, Bd VII.

(2) WINCKEL. Zur Lehre von dem intern puerperalen Erysip. Virch. der deutschen gesellschaft fur Gyn., I, Congr., p. 78.

(3) DOYEN. *Bulletin de l'Académie de médecine*, 27 mai 1888.

(4) CHANTEMESSE et WIDAL. Identité des streptocoques du pus et de l'érysipèle. *Soc. anat.*, déc. 1888, et WIDAL. Th. de Paris, 1890.

(5) E. LASCH. Erysipelas in desquamation stadium des Scharlach. *Wien. med. Presse*, 1885.

(6) HERTZKA HERM. Quelques remarques sur la scarlatine. *Archiv. für Kinderheilkunde*. Bd VIII, 1887. Heft 4, p. 288-292.

Le 17. Erysipèle de la face débutant au point d'inoculation. La température s'éleva ce soir là à 39°,4. Elle retomba à la normale 6 jours après.

M. **Triwousse** (1) a aussi signalé tout récemment 2 cas d'érysipèle dans la scarlatine. D'ailleurs, n'avons-nous pas obtenu par inoculation sous-cutanée au lapin avec le streptocoque de l'angine scarlatineuse, tantôt de petits abcès, tantôt une rougeur érysipélateuse sans suppuration.

Parmi les nombreux micro-organismes donnés successivement comme spécifiques de la scarlatine dont on trouvera l'histoire dans la Revue générale de M. **Escherich** (2) et dans la thèse de M. **Cojan** (3), il n'en est qu'un qui se rapproche du streptocoque de l'angine scarlatineuse, c'est le micrococque en chainette de M. **Klein** (4), trouvé par lui dans la maladie des vaches de Hendon et dans la scarlatine. Mais M. **Crookshank** (5) a fait justice des affirmations de M. **Klein** et montré que le prétendu streptocoque de la scarlatine n'était autre que le streptococcus pyogenes et que la nature du contage de la scarlatine restait encore inconnue. Mᵐᵉ **Marie Raskin** a trouvé plusieurs fois le streptocoque pyogene dans le sang des scarlatineux. Sa présence, suivant elle, serait le résultat d'une infection secondaire. Dans une communication faite par elle au Congrès de St-Pétersbourg (22 janvier 1889), elle démontre que le micrococcus scarlatinæ de Klein n'a aucun rapport avec l'origine de la scarlatine.

Le streptocoque isolé dans les angines de la scarlatine ne semble donc jouer aucun rôle dans l'étiologie de la scarlatine. Il paraît identique au streptococcus pyogenes et comme lui doit se rencontrer dans la salive des sujets sains et dans les angines indépendantes de la scarlatine, comme l'ont démontré **Netter** (6) et **Kurth** (7).

En revanche, il semble jouer un rôle extrêmement important dans l'origine des complications de la scarlatine. Les amygdales doivent être

(1) TRIWOUSSE. Rapport sur le traitement de la diphtérie et de la scarlatine par l'inoculation des microbes de l'érysipèle, lu devant la Société d'hygiène publique de St-Pétersbourg. *Gazette des hôpitaux*, n° 103, 9 septembre 1890.

(2) ESCHERICH. *Centralbl. f. Bactériol.*, t. I, n° 13, p. 381, 1887.

(3) COJAN. Th. Montpellier, 1889, n° 41.

(4) KLEIN. Report on disease of cows, etc. (Report of the medical officer of the Local. government Board for 1885, 1886, n° 8, p. 90).

(5) EDG. CROOKSHANK. *Brit. med. journ.*, p. 1317, déc. 1887.

(6) NETTER. *Société de biologie.* Séance du 21 juillet 1888.

(7) KURTH. *Berlin. klin. Woch.*, n° 45, 1889.

en effet le plus souvent la porte d'entrée par laquelle pénètre le streptococcus pyogenes qui donne lieu aux otites suppurées (1), aux bubons
cervicaux, aux pleurésies purulentes, aux broncho-pneumonies, comme
l'a montré Mme **Marie Raskin,** aux arthrites (**Heubner** et **Bahrdt**),
à la néphrite elle-même (2).

(1) NETTER. Otites moyenne aiguës. *Ann. mal. oreille*, 1888, et *Soc. biologie*,
20 avril 1889.

(2) BABÈS. Bacteriologische untersuchung über septische Procese des kindesal-
ters. Leipzig, 1889.

Autres microbes, isolés et étudiés dans les angines de la scarlatine.

STAPHYLOCOCCUS PYOGENES AUREUS ET ALBUS

Ces micro-organismes sont trop bien connus pour que nous insistions davantage. Nous avons voulu nous assurer de la virulence du staphylococcus aureus et l'avons inoculé dans la veine marginale de l'oreille d'un lapin, qui mourut au bout de 24 heures. Le sang de tous les organes contenait le staphylococcus aureus.

MICROCOCCUS A

Nous avons désigné sous ce nom un micro-organisme que nous avons rencontré dans les angines de la scarlatine. Il nous a paru se rapprocher beaucoup de la description que **M. Vignal** (1) a donnée d'une bactérie qu'il appelle coccus A. Ce coccus A a déjà été décrit par **Escherich** dans les matières fécales d'enfants et **Miller** l'a trouvé aussi dans la salive et l'a désigné par la lettre grecque δ.

Il se présente sous la forme d'un coccus ayant 0,5 μ à 0,7 μ, irrégulièrement sphérique. Il est le plus souvent isolé ou s'amasse en groupes sans arrangement spécial. Il peut cependant se disposer en chaînettes très courtes de 3 ou 4 articles, ou bien en croix formée par 4 cocci.

Nous avons dans des cultures vieilles d'un mois, trouvé une forme d'involution que **M. Vignal** considère comme tout à fait caractéristique. La partie équatoriale du coccus devient plus claire, n'absorbe presque pas les matières colorantes, tandis que les deux pâles, continuant à se laisser colorer, lui donnent l'apparence de deux calottes foncées réunies par une bande plus claire. Nous avons obtenu les mêmes résultats sur les différents milieux de culture que **M. Vignal**, sauf que le micro-orga-

(1) VIGNAL. Recherches sur les micro-organismes de la bouche. *Arch. de physiol.*, 1886, 2ᵉ semestre, p. 350.

nisme que nous avons isolé, se développait un peu plus lentement dans la gélatine (au bout de 3 ou 4 jours, au lieu de 48 heures) et qu'il liquéfiait la gélatine encore plus tardivement (au bout de 10 jours au lieu de 8 jours).

Nous l'avons inoculé à différents animaux et voici les résultats qu'il nous a donnés.

EXPÉRIENCES D'INOCULATION : *Lapin* I. — Inoculation faite dans la veine marginale de l'oreille avec 1/2 c. c. de bouillon (3e culture) ensemencé de micrococcus A, isolé dans le cas rapporté dans l'obs. XXXI. (Culture datant de 24 heures, obtenue 17 jours après l'ensemencement direct du mucus des amygdales sur agar.)

Il est mort au bout de 12 jours, après avoir beaucoup maigri.

Autopsie. — Rien au point d'inoculation. Le foie n'est pas très gros, mais il est congestionné, de même que les reins. La rate est petite. Rien d'anormal ailleurs. Des tubes d'agar ensemencés avec le sang des organes restent stériles.

Lapin II. — Inoculation faite dans le tissu cellulaire de l'oreille avec 1/2 c. c. du bouillon employé pour le lapin I. Il se fait en 24 heures une induration rouge formant plastron au point d'inoculation. Tout se dissipe les jours suivants.

Cobaye I. — Inoculation dans le tissu cellulaire de l'abdomen avec quelques gouttes de bouillon employé pour les animaux précédents. Le cobaye meurt 5 jours après.

A l'*autopsie*, on trouve un abcès plein de pus concret, gros comme une noisette, au point d'inoculation. Le foie et les poumons sont congestionnés.

On ensemence dans des tubes d'agar du pus de l'abcès, et du sang du cœur et du foie. Le pus ensemencé a fourni des cultures pures du micrococcus A. Les autres tubes sont restés stériles.

Souris blanches I et II. — Inoculées à la racine de la queue sous la peau avec quelques gouttes du bouillon employé pour les animaux précédents. Aucun résultat.

BACTERIUM COLI COMMUNE

Ce micro-organisme qui a été décrit par **Escherich** (1) se trouve assez souvent sur les amgydales dans les angines scarlatineuses. **Escherich** l'a trouvé dans les selles des nourrissons. M. **Vignal** (2) l'a décrit parmi

(1) ESCHERICH. Die darin bacterien des Säuglings und ihre Beziehung zur physiologie der uerdauung (*Fortschrite der medicin* 1885, n° 17) et Beitrage zur kenntniss der darmbacterien (*Münchener medicinische Wochenschrift*, 1886, n° 1, p. 43.

(2) VIGNAL. Recherches sur les micro-organismes des matières fécales. *Arch. de phys.*, 1887, 2e semestre, p. 498.

les bacilles de la bouche sous le nom de bacille d. Mais cet auteur n'a pas noté un de ses principaux caractères, sa mobilité.

Ces bacilles sont de courts bâtonnets, animés d'un mouvement lent, de longueur variable allant de 0.65 μ à 3 μ, larges de 0,5 μ. Ils sont rectilignes, un peu arrondis à leurs extrémités. Leurs cultures sur les différents milieux ont été identiques à celles que donnent tous les traités classiques.

Comme moyen de diagnostic, nous avons employé le procédé de **M. Nöggerath** (1), modifié par **M. Gasser** (2). Sur une plaque de gélose colorée avec quelques gouttes de solution alcoolique de fuchsine, le bacterium coli commune fixe fortement la matière colorante au niveau de ses colonies en décolorant complètement le reste de la plaque. Ce caractère ne se retrouve que pour le bacille de la fièvre typhoïde.

Expériences d'inoculation : *Lapin* I. — Inoculation faite dans la veine marginale de l'oreille, avec un 1/2 c. c. de bouillon (3ᵉ culture) ensemencé de bactérium coli commune, isolé dans le cas rapporté dans l'obs XXVIII. (Culture datant de 24 heures obtenue 12 jours après l'ensemencement direct du mucus des amygdales sur agar.)

Il est mort au bout de 24 heures, avec beaucoup de diarrhée, les reins sont très congestionnés, les autres organes paraissent normaux, sauf l'intestin qui est très vascularisé. L'ensemencement du sang des organes sur agar donne des colonies de bacterium coli commune.

Lapin II. — Inoculation faite dans les mêmes conditions que pour le lapin I, sauf qu'il s'agit d'une 5ᵉ culture obtenue 30 jours après l'ensemencement direct du mucus des amygdales sur agar. Il ne se produit rien.

Lapin III. — Inoculation faite dans le tissu cellulaire de l'oreille avec 1/2 c. c. du bouillon employé pour le lapin I. Il meurt 16 jours après. On retrouve le bactérium coli commune dans toutes les cultures obtenues à l'aide des ensemencements du sang des organes.

Lapin IV. — Inoculation faite dans le tissu cellulaire de l'oreille avec 1/2 c. c. du bouillon employé pour le lapin II ; 2 jours après, on constate une petite tumeur rouge et chaude au point d'inoculation. Au 10ᵉ jour, on ouvre en ce point un gros abcès à pus crémeux, qui ensemencé sur agar donne des cultures pures de bacterium coli commune.

Cobaye I. — Inoculé dans le tissu cellulaire du ventre avec quelques gouttes du bouillon qui a servi pour les lapins I et III. Rien ne se produit.

(1) Nöggerath. Sur une nouvelle méthode de culture des bactéries sur milieux colorés dans un intérêt diagnostic. *Fortschritte der med.*, V, 1888, p. 1.

(2) J. Gasser. Procédé de diagnostic du bacille typhique. *Soc. de biol.*, 19 juillet 1890.

Cobaye II. — Inoculé dans le tissu cellulaire du ventre avec quelques gouttes du bouillon qui a servi pour les lapins II et IV. Pas de résultat.

Rats blancs I et II. — Inoculation sous-cutanée à la racine de la queue avec quelques gouttes du bouillon qui a servi pour les lapins I et III. Aucun résultat.

Souris blanches I et II. — Inoculation sous-cutanée à la racine de la queue avec quelques gouttes du bouillon qui a servi pour les lapins II et IV. Il ne se produit rien.

BACILLE DE LOEFFLER.

On s'est tellement occupé dans ces dernières années du bacille de Loeffler qu'il est inutile de dire ici, ce qui a été répété partout sur la morphologie de ce bacille. On verra figuré pl. et fig. 1 et 4 ce bacille et ses colonies telles qu'elles poussent sur le serum ensemencé de fausses membranes.

Nous nous contenterons de donner ici quelques résultats d'inoculation que nous avons obtenus dans les cas d'angines scarlatineuses compliquées de diphtérie.

EXPÉRIENCES D'INOCULATION. — *Cobaye* I. Inoculation sous la peau du ventre avec 1/4 de c. c. de bouillon (3e culture) ensemencé de bacilles de Löffler, qui ont été isolés dans le cas rapporté dans l'obs. LII.

Mort au bout de 36 heures.

Œdème et exsudat pseudo-membraneux au point d'inoculation. Congestion des capsules surrénales. Épanchement péritonéal et pleural. Des frottis de lamelle faits avec le liquide recueilli au point d'inoculation montrent qu'il est plein de bacilles de Löffler.

Cobaye II. — Inoculation sous la peau du ventre avec 1/4 de c. c. de bouillon (3e culture) ensemencé de bacilles de Löffler qui ont été isolés dans le cas rapporté dans l'obs. LIV.

Mort au bout de 24 heures. Exsudat grisâtre au point d'inoculation, sérosité dans l'abdomen. Congestion du foie, des reins, des capsules surrénales. Des frottis de lamelles faits avec la sérosité recueillie au point d'inoculation montrent qu'elle est remplie de bacilles de Löffler. Des tubes d'agar ensemencés avec le sang des organes et laissés 48 heures à l'étuve restent stériles.

Pigeons I et II. — Bacille de Löffler recueillis dans le cas rapporté de l'obs. LVI. Sur deux pigeons on excorie la muqueuse du bec et on la badigeonne avec une 2e culture. Déjà au bout de 24 heures, on voit apparaître des fausses membranes qui ont duré 5 jours. L'ensemencement sur sérum de ces fausses membranes a produit des colonies de bacilles de Löffler.

CONCLUSIONS BACTÉRIOLOGIQUES

Dans les 30 cas d'angines scarlatineuses dont nous avons fait l'examen bactériologique, le bacille de Loeffler ne s'est rencontré que dans un cas d'angine pseudo-membraneuse précoce, et dans trois cas d'angines pseudo-membraneuses tardives. Dans les vingt-six autres cas, le seul micro-organisme que nous ayons constamment isolé était un micrococoque en chainettes ; parfois il était seul, souvent accompagné de bactéries différentes.

Les caractères morphologiques, les résultats des inoculations aux animaux ont montré que ce streptocoque était identique au streptococcus pyogenes.

Les bactéries qui ont encore été isolées dans les angines de la scarlatine sont :

Le staphylococcus aureus.

Le staphylococcus albus.

Le micrococcus A.

Le bactérium coli commune.

Tout porte à croire que la présence constante du streptocoque, dans les angines non diphtériques de la scarlatine, prouve bien qu'il est l'agent pathogène de l'inflammation des amygdales.

Peut-on admettre également que les fausses membranes, qui se forment dans certaines angines scarlatineuses, sont dues à ce micro-organisme ?

On sait que M. **Baumgarten** (1) a isolé le streptocoque pyogène des fausses membranes du vagin et de l'utérus dans les fièvres puerpérales a forme diphtérique ; il admet que c'est à sa présence seule que sont dues ces formations pseudo-membraneuses. C'est aussi l'opinion de M. **Widal** (2), qui a repris et étudié soigneusement cette question.

Nous avons pu constamment de notre côté produire des fausses

(1) BAUMGARTEN. Lehrbuch der pathologischen Mykologie, 1888.
(2) WIDAL. Etude sur l'infection puerpérale. Th. Paris, 1889.

membranes sur la muqueuse du bec des pigeons avec le streptocoque
isolé dans l'angine scarlatineuse, même lorsque celles-ci n'étaient pas
pseudo-membraneuses. Tous ces faits de constatation ou d'expérience
nous semblent suffisants pour conclure affirmativement.

Il est possible que les autres micro-organismes isolés dans les angines
scarlatineuses contribuent par leur action à la formation des fausses
membranes. Cela nous paraît vraisemblable surtout pour le staphylococcus pyogenes aureus. Nous l'avons vu en effet produire un petit
exsudat jaune safran sur la muqueuse excoriée du bec d'un pigeon.
Cela explique fort bien pourquoi dans certaines cas les fausses membranes prennent une teinte jaunâtre dans la gorge.

Hygiène et prophylaxie.

La notion d'une infection secondaire par le streptocoque pyogène portant sur les amygdales dès le début de la scarlatine, nous apprend par quelle voie pénètre presque toujours ce micrococoque en chaînette qu'on retrouve non seulement dans le pus des otites et des bubons cervicaux, mais encore dans les broncho-pneumonies, les pleurésies purulentes, les arthrites et les néphrites des scarlatineux.

Il faudra donc dès le début de la maladie, nettoyer fréquemment la bouche, le pharynx et les fosses nasales en pratiquant de larges irrigations, souvent répétées, avec des liquides antiseptiques, tels que les solutions faibles d'acide phénique ou d'acide salicylique (1).

Dans les cas d'angines pseudo-membraneuses, au point de vue de la prophylaxie, le médecin agira prudemment en se comportant, comme s'il s'agissait de la diphtérie. Il faudra éloigner les personnes qui sont susceptibles d'être contaminées, pratiquer une désinfection rigoureuse, tout en faisant espérer un pronostic favorable.

Dans les hôpitaux d'enfants à Paris, il y a de petites salles d'isolement spéciales à la diphtérie scarlatineuse et, annexées au pavillon de la diphtérie. Y envoyer les enfants atteints de scarlatine et d'angines pseudo-membraneuses précoces, constitue pour eux un très grand danger. En effet l'isolement d'avec la diphtérie non scarlatineuse est absolument imparfait, le personnel étant commun au moins la nuit. De plus, les angines pseudo-membraneuses tardives de la scarlatine étant presque toujours de nature diphtérique, s'il y en avait par hasard dans la même chambre d'isolement, les enfants atteints d'angines à streptocoques pourraient contracter cette dernière affection. D'un autre côté, les enfants atteints de scarlatine sont un danger permanent pour les diphtériques, qui ne sont séparés d'eux que par quelques planches.

(1) Il nous a semblé que dans les angines pseudo-membraneuses de la scarlatine les badigeonnages avec la mixture de Gaucher prolongeaient la maladie. D'ailleurs Bretonneau et Trousseau considéraient comme nuisible la cautérisation des amygdales dans ces angines.

Avec le système d'isolement employé dans les hôpitaux de Paris, il n'est pas rare, comme nous en avons été témoins à l'hôpital Trousseau pendant l'été de l'année 1889, de voir une salle de diphtériques décimée par la scarlatine. Cette épidémie se prolongea même si longtemps qu'il fallut évacuer les malades sous une tente.

On peut. émettre le vœu, comme MM. **Roux et Yersin**, qu'on fasse l'examen bactériologique de toutes les angines pseudo-membraneuses, dès leur entrée à l'hôpital. Ce serait évidemment le meilleur parti. En attendant, nous pensons que la solution la plus satisfaisante de cette question serait la suivante : Placer les scarlatineux atteints d'angines pseudo-membraneuses dans des chambres d'isolement à *un seul lit.*

Deux ou trois chambres suffiraient à cet effet. Elles pourraient être annexées sans grand inconvénient au pavillon de la scarlatine, vu la très grande rareté de l'angine diphtérique au début de la scarlatine.

Les malades atteints d'*angines pseudo-membraneuses tardives* qui sont presque toujours de nature diphtérique et dont d'ailleurs la fréquence n'est pas très grande, seront dirigés sur le pavillon de la diphtérie, placés dans des chambres spéciales toujours à *un seul lit.*

CONCLUSIONS GÉNÉRALES

Clinique.

Les angines de la scarlatine sont *érythémateuses, pseudo-membraneuses* ou *gangreneuses*.

Les angines *pseudo-membraneuses* peuvent être divisées en *précoces* ou *tardives*. Cette division est justifiée par les différences symptomatique et pronostique que présente l'angine suivant qu'elle survient dès le début, ou seulement après la première semaine de la maladie.

L'angine *pseudo-membraneuse précoce* semble, le plus souvent, par sa bénignité, son défaut d'extension, son peu de retentissement sur l'état général, ne pas appartenir à la diphtérie, bien que les caractères objectifs de l'angine ne permettent pas d'affirmer le diagnostic.

Cependant la nature des cas, qui s'accompagnent de coryza pseudo-membraneux de croup, de paralysie du voile du palais, certaines formes toxiques (forme angineuse) reproduisant tous les caractères de l'angine diphtérique hypertoxique, reste des plus douteuses.

L'*angine pseudo-membraneuse tardive* au contraire paraît être le plus souvent de nature diphtérique.

Bactériologie.

Nous avons fait les examens bactériologiques de 30 cas d'angines scarlatineuses se décomposant ainsi qu'il suit : 7 angines érythémateuses ou pultacées; 19 angines pseudo-membraneuses précoces, dont une toxique; 4 angines pseudo-membraneuses tardives.

Les ensemencements faits dans ces cas sur sérum et sur agar avec le mucus ou les fausses membranes des amygdales, n'ont donné que 4 fois des colonies de bacilles de Loeffler. Ces 4 cas comprenaient une angine pseudo-membraneuse précoce et 3 angines pseudo-membraneuses tardives.

Dans tous les autres cas, bien que plusieurs d'entre eux eussent tous les caractères d'angines diphtériques graves et que l'un même, accompagné de coryza pseudo-membraneux, eut pris tout à fait l'aspect d'une angine diphtérique hypertoxique, le bacille de Loeffler, faisait défaut ; l'inflammation des amygdales et les fausses membranes étaient dues à la présence constante d'un micrococque en chainettes.

Les caractères morphologiques et les inoculations aux animaux ont établi l'identité de ce micrococque en chainettes avec le streptocoque pyogène, qui, malgré l'avis de M. **Klein**, n'a aucun rapport avec le contage de la scarlatine, comme l'ont démontré M. **Crookshank** et Mme **Raskin**.

Les micro-organismes, isolés d'une façon inconstante étaient le staphylococcus aureus, le staphylococcus albus, le micrococcus A, et le bacterium coli commune.

En conséquence les angines de la scarlatine sont dues à une infection secondaire par le streptocoque pyogène dans les angines érythémateuses, dans presque tous les cas d'angines pseudo-membraneuses précoces, dans quelques cas d'angines pseudo-membraneuses tardives.

C'est presque toujours par les amygdales, infectées dès le début de la scarlatine, que pénètrent ces streptocoques qu'on retrouve au cours de la maladie dans toutes les suppurations : otites, phlegmons du cou, pleurésies purulentes (**Marie Raskin, Netter**), dans les arthrites (**Heubner** et **Bahrdt**), dans les néphrites (**Babès**) et les broncho-pneumonies (**Marie Raskin**).

L'infection secondaire par le bacille de Loeffler est exceptionnelle dans les angines pseudo-membraneuses précoces, très fréquente au contraire dans les angines pseudo-membraneuses tardives.

Prophylaxie.

Ces faits démontrent que pour éviter chez les scarlatineux les complications telles que érysipèles, suppuration, etc., etc., il faut faire de fréquents lavages antiseptiques de la gorge, de la bouche et des fosses nasales, dès le début de la maladie.

Il est nécessaire d'isoler tous les enfants atteints d'angines pseudo-membraneuses, bien qu'on n'ait pu encore constater de contagion lorsqu'il s'agit d'angines non diphtériques ; car l'examen bactériologique seul de chaque cas pourrait permettre d'affirmer le diagnostic.

Mais avant tout, il ne faut pas envoyer les malades atteints d'angine pseudo-membraneuse précoce dans les pavillons d'isolement destinés aux diphtériques, car ils auraient grande chance de contracter une maladie, qu'ils n'ont pas.

IMPRIMERIE LEMALE ET Cie, HAVRE.

LÉGENDE

FiG. 1. — Colonies de bacilles de Löffler obtenues sur sérum coagulé avec un ensemencement direct, à l'aide d'une fausse membrane d'angine diphtérique.

(Le tube de sérum est resté 18 heures à l'étuve et quelques jours à la température du laboratoire. Les colonies sont plus grosses et plus blanches qu'à la sortie de l'étuve.) On voit encore quelques colonies jaunes de staphylococcus aureus.

FiG. 2. — Colonies obtenues sur agar avec un ensemencement direct à l'aide d'une fausse membrane d'angine scarlatineuse pseudo-diphtérique.

Les petites colonies formant une traînée de très petites granulations grisâtres sont des colonies de streptocoques. Les grosses colonies blanches, opaques, sont des colonies de micrococcus A. Les colonies jaunes sont formées par le staphylococcus aureus.

FiG. 3. — Coupe d'amygdale colorée par la méthode de Gram (pseudo-diphtérie scarlatineuse, obs. LIII).

FiG. 4. — Bacilles de Löffler.

FiG. 5. — Streptocoque de l'angine scarlatineuse ; ses formes diverses.

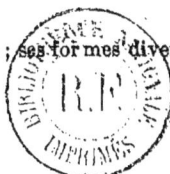

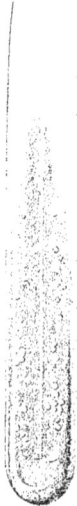

Fig.1

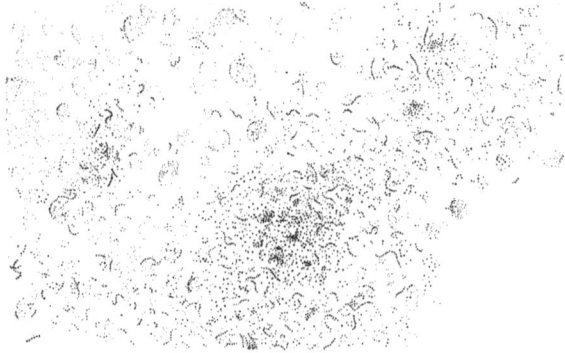

Fig. 3

Fig. 2

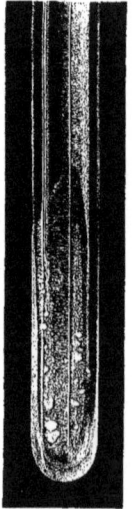

Fig 4

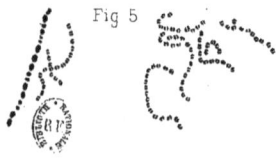

Fig 5

A. Millot ad. nat. del. et lith.

G. Steinheil, Editeur, Paris.

Imp. Edouard Bry, Paris.

BOULAY, ancien interne des hôpitaux. — **Des affections à pneumo-coques indépendantes de la pneumonie franche.** Prix...... 5 fr.
CALOT, ancien interne des hôpitaux. — **De la cholécystectomie.** 6 fr.
CANNIOT, ancien interne des hôpitaux. — **De la résection du bord inférieur du thorax pour aborder la face convexe du foie.** 2 fr. 50
CAUSSADE, ancien interne des hôpitaux. — **De la néphrite pneumonique.** Prix... 8 fr.
COURTOIS-SUFFIT, ancien interne des hôpitaux. — **Les pleurésies purulentes.** Prix... 7 fr.
CUVILLIER, ancien interne des hôpitaux. — **Tumeurs adénoïdes du pharynx nasal chez l'adulte.** Prix...................... 2 fr. 50
DECRESSAC, ancien interne des hôpitaux. — **Contribution à l'étude de la chirurgie du cerveau basée sur la connaissance des localisations.** Prix.. 6 fr.
DELAGÉNIÈRE, ancien interne des hôpitaux. — **De la cholécystentérostomie. Abouchement de la vésicule biliaire dans l'intestin.** Prix.. 5 fr.
GUIBERT, ancien interne des hôpitaux. — **La vision chez les idiots et les imbéciles.** Prix.. 3 fr.
HUDELO, ancien interne des hôpitaux. — **Contribution à l'étude des lésions du foie dans la syphilis héréditaire.** Prix.......... 5 fr.
LEGRY, ancien interne des hôpitaux. — **Contribution à l'étude du foie dans la fièvre typhoïde.** Prix............................. 4 fr.
LEGUEU, ancien interne des hôpitaux. — **Des calculs du rein et de l'uretère au point de vue chirurgical.** Prix............ 5 fr.
LENOIR, ancien interne des hôpitaux. — **Étude de l'albuminurie chez les phtisiques.** Prix...................................... 3 fr.
LION, ancien interne des hôpitaux. — **Nature des endocardites infectieuses,** avec quatre planches en couleur. Prix............ 5 fr.
LUZET, ancien interne des hôpitaux. — **Étude sur les anémies de la première enfance et sur l'anémie infantile pseudo-leucémique.** Prix.. 6 fr.
LYON, ancien interne des hôpitaux. — **L'analyse du suc gastrique, sa technique, ses applications cliniques et thérapeutiques.** 5 fr.
MAUNY, ancien interne des hôpitaux. — **Étude sur les ruptures intra-péritonéales des kystes hydatiques du foie.** Prix...... 2 fr. 50
PFENDER, ancien interne des hôpitaux. — **Étiologie des luxations congénitales de la hanche.** Prix.............................. 2 fr. 50
REBOUL, ancien interne des hôpitaux. — **Contribution à l'étude du traitement de la tuberculose des os des articulations et des synoviales tendineuses. De l'emploi des antiseptiques et en particulier du naphtol camphré.** Prix...................... 7 fr.
SARDOU, ancien interne des hôpitaux. — **Traitement des cals vicieux avec chevauchement par l'ostéotomie oblique.** Prix...... 2 fr. 50
TÉMOIN, ancien interne des hôpitaux. — **Contribution à l'étude des prolapsus génitaux.** — Prix.............................. 3 fr.
TISSIER (Paul), ancien interne des hôpitaux. — **Essai sur la pathologie de la sécrétion biliaire. Etude chimique, expérimentale et clinique.** Prix.. 5 fr.
VIGNARD, ancien interne des hôpitaux. — **Prostatotomie et prostatectomie.** Prix.. 4 fr.
VIGNEROT, ancien interne des hôpitaux. — **Contribution à l'étude des néphrites.** Prix.. 2 fr. 50

IMPRIMERIE LEMALE ET Cie, HAVRE

www.ingramcontent.com/pod-product-compliance
Lightning Source LLC
Chambersburg PA
CBHW071456200326
41519CB00019B/5763